Margret Steenfatt, seit 1970 Schriftstellerin in Hamburg, schreibt Romane, Biographien, Drehbücher, Theaterstücke, Hörspiele. Veröffentlichungen u.a.: «Ich, Paula. Die Lebensgeschichte der Paula Modersohn-Becker» (1982); «Eine gemachte Frau. Die Lebensgeschichte der Romy Schneider» (1986); «Unvermeidliche Begegnungen» (1991). – Bei rotfuchs außerdem: «Charlie, der Clown» (Band 351), «Anschi ist doch 'ne Hexe» (Band 403), «In Hausmanns Hölle ist der Teufel los» (Band 513), «Haß im Herzen» (Band 648) und «Lena & Co.» (Band 735).
«Nele» als Theaterstück: Uraufführung Oktober 1989 im Westfälischen Landestheater.

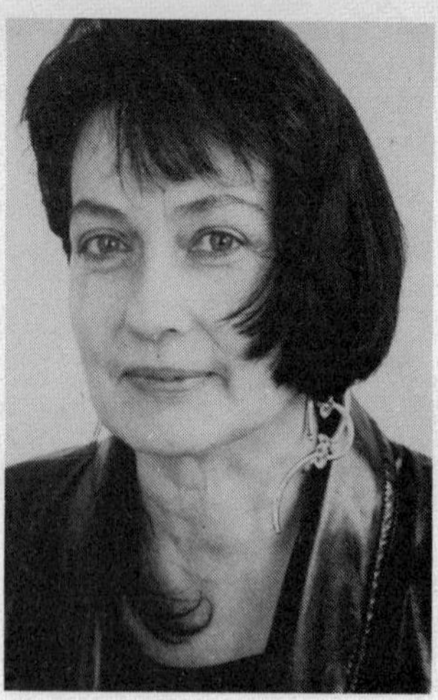

Margret Steenfatt

Nele

Ein Mädchen ist nicht zu gebrauchen

rororo

Rowohlt

rororo rotfuchs

Herausgegeben von Ute Blaich
und Renate Boldt

Didaktisches Papier siehe Seite 140

69.–78. Tausend Januar 1995

Originalausgabe
Veröffentlicht im Rowohlt Taschenbuch Verlag GmbH,
Reinbek bei Hamburg, November 1986

Redaktion Susanne Jarchow
Umschlagfoto Per Koopmann
rotfuchs-comic Jan P. Schniebel

Gesetzt aus der Garamond (Linotron 202)
Gesamtherstellung Clausen & Bosse, Leck
Printed in Germany
790-ISBN 3 499 20437 1

Am vierundzwanzigsten Dezember gegen neun Uhr schlüpfte Nele aus dem Bett, huschte barfuß durchs kalte Zimmer zum Fenster und spähte zwischen den Vorhängen hindurch.

Draußen war die Welt verändert.

Sie öffnete das Fenster, streckte ihren Arm hinaus und fing sich ein paar von den weißen Flocken, die wie winzige Fallschirme vom Himmel herabschwebten. Sie fühlten sich weich und kühl an.

Bald würden vom ersten Schnee nur Matsch und dreckiges Wasser übrigbleiben, aber Nele hatte eben die Herrlichkeit erlebt. So begann der Weihnachtstag.

Zurück ins Bett, wo Nele das Kuscheln nicht gelang. Wie sollte sie sich auch wohl fühlen, wenn das Bett nicht ihr, sondern Mathias gehörte, so wie der hölzerne Schrank, der mit einer grauen Plastikschicht überzogen war, und der kleine, wacklige Tisch mit den vier klotzigen Beinen. Der Teppich in orientalischem Muster, die braunen Vorhänge und die braune Tapete – das ganze Zimmer gehörte Mathias. Nele war dort untergekommen, seitdem die Mutter wieder geheiratet und Nele als Stieftochter in Mathias' Wohnung mitgebracht hatte.

Während der Schulzeit hielt Nele sich nur nachmittags im Zimmer auf, um Schularbeiten zu machen, und abends und nachts, um zu schlafen.

Heute blieb sie aber doch eine halbe Stunde länger als gewöhnlich im Bett, vielleicht wegen der Überraschung, die draußen in der Luft lag. Sie fühlte den längst geschmolzenen

Schnee feucht und kribblig in ihrer Hand, vielleicht wird der Tag auch weiterhin so schön. Nele griff unter das Bett und holte aus der Holzkiste, in der sie ihren Kram aufbewahrte, die Blockflöte heraus. Sie umfaßte sie, ließ ihre Finger über das blanke braune Holz gleiten, setzte die Flöte an die Lippen und blies einen tiefen Ton, der schwach und zitternd aufklang und wieder verstummte.

Nele liebte ihre Flöte, das schönste Weihnachtsgeschenk, das sie vor zwei Jahren von der Mutter bekommen hatte. Ihre Freundin Sabine spielte schon kleine Sonaten von Bach. Schade, daß sie selbst noch nicht einmal eine einfache Melodie zustande brachte. Sie ging nicht zum Flötenunterricht, für Musikstunden fehlte es der Mutter an Geld.

Nele fror. Sie mochte im Kalten nicht spielen und packte die Flöte in die Kiste zurück. Dort lag auch ihr Tagebuch. Sie nahm es heraus und blätterte darin herum. Weihnachten vor zwei Jahren hatte sie hineingeschrieben:

> Heute haben wir Weihnachten gefeiert. Mutti hat mir einen Pullover, Kleid, Strümpfe und einen tollen Ledergürtel geschenkt und Süßigkeiten. Sie hat mir zwei Bücher geschenkt, aber nicht die Flöte, die ich mir mit Sabine zusammen gewünscht hab. In der Küche hat sie gesagt, die Flöte krieg ich noch, sie hat sie gekauft, aber Mathias soll es nicht wissen. Ich krieg sie übermorgen und soll sagen, ich hab sie von Oma aus Berlin.

Um elf fuhr Nele mit dem Bus in die Innenstadt zu dem Weihnachtsmarkt, der um die Kirche herum aufgebaut war. Sobald sie die ersten Stände erreichte, verlangsamte sie ihren Schritt und schlenderte gemütlich durch die Gänge. Sie sog die Düfte von Bratwürsten, Liebesäpfeln, gebrannten Mandeln, Pizza und Glühwein in sich ein und horchte auf das Stimmengewirr der vielen Menschen, das Klappern der Töpfe und Pfannen aus den Imbißbuden und auf das Durcheinander verschiedener Musik aus allen möglichen Kassettenrecordern rund um den Markt.

Nele nahm sich viel Zeit, umkreiste die Kirche drei-, viermal, bis sie endlich bei einem Stand stehenblieb. Hinter einem kleinen Tisch saß eine junge Frau, die aus alten Silberstücken Schlangenringe anfertigte. Mit Hammer und Zange bog und klopfte sie die Teile in Ringform. Nele staunte über die Schnelligkeit und Geschicklichkeit, mit der die Frau arbeitete. Im Nu war ein Ring entstanden. Danach ging es ans Verzieren. Das war große Kunst. Mit Stahlnadeln wurden Linien, Wellen, Streifen, Punkte, Striche ins Silber eingeritzt. Der Schlangenkopf bekam ein schöngeschwungenes Auge. Zum Schluß feilte und schmirgelte die Künstlerin die Unebenheiten und legte den blanken und glänzenden Ring auf ein schwarzes Samttuch. Zehn Schlangenringe waren fertig zum Verkauf.

Nele probierte jeden einzelnen, ob er paßte und sie prüfte vor allem, ob er kunstvoll war. Sie entschied sich für den schmalen Reif, in den vor dem Schlangenkopf eine Rosenranke mit einer kleinen Blüte eingraviert war.

«Du hast dir den besten ausgesucht», sagte die Frau anerkennend. Der Ring kostete zehn Mark, und Nele behielt von ihrem Taschengeld noch 8 Mark 75 übrig. Nun wurde der Schlangenring in silbernes Papier eingeschlagen und das Paket mit einer blauen Schnur umwickelt.

Mit dem Geschenk in der Jackentasche spazierte Nele noch dreimal über den Weihnachtsmarkt, und er leuchtete und duftete und klang wunderbarer als bei ihrer Ankunft. Nele wußte, daß Sabine vor Freude über den Ring außer Rand und Band geraten würde.

Aber sie hatte noch mehr zu besorgen. Ihre Mutter wünschte sich schon lange ein türkisfarbenes Halstuch aus dünnem indischen Baumwollstoff. Auch bei diesem Kauf entschied Nele sich nicht für den ersten besten Schal.

«Beeil dich ein bißchen!» drängte der Budenbesitzer. «Andere wollen auch noch kaufen!»

Aber Nele achtete genau auf Webfehler, Farbflecken, Ziehfäden, hob immer neue Tücher aus dem Stapel. Ihre Mutter sollte ein tadelloses Geschenk bekommen, auch wenn es nur drei Mark fünfzig kostete.

«Nun ist es genug!» sagte der Mann und wollte Nele eben die Tücher wegnehmen, da hatte sie das richtige gefunden, nagelneu und schön gefärbt.

Viel schwieriger, fast unmöglich erschien es Nele, für Mathias ein Geschenk auszuwählen. Er selbst behauptete, vom Schenken nichts zu verstehen, es sei Frauensache, in den Kaufhäusern rumzurennen.

Unschlüssig und ein wenig nervös drückte Nele sich bei dem Stand herum, wo Gürtel, Schlüsselanhänger, Brieftaschen, Portemonnaies und andere Kleinigkeiten aus Plastik und Leder auslagen. Sabine kaufte ihrem Vater eine Brieftasche zu Weihnachten. ‹So was schenkt man 'nem Mann›, hatte sie gesagt, ‹er hat das Geld.› Natürlich dachte sie daran, daß ihr Vater aus der Brieftasche Zehn-Mark-Scheine herausholen würde, um sie Sabine zu schenken.

Mathias schenkte Nele keine Scheine, weil Neles Vater unterhaltspflichtig war. Außerdem arbeitete ihre Mutter, um für Nele zu sorgen. Sie hatte das Sorgerecht.

Bestimmt war es ein unvernünftiger Kauf. Nele erstand für vier Mark fünfundneunzig eine Geldbörse aus Plastik für Mathias in der Hoffnung, daß er aus lauter Freude irgendwann einmal einen Schein für Nele aus diesem Portemonnaie herausziehen würde.

Während Nele mit ihren Päckchen im Bus saß und heimwärts fuhr, steuerte ein zwölfjähriges Mädchen in pelzgefütterter Jeansjacke, Röhrenhose und Cowboy-Stiefeln auf den Stand zu, wo die Schlangenringe verkauft wurden.

Das Mädchen hieß Sabine.

Kaum erreichte sie den Tisch, da erging es ihr genau wie Nele. Sie staunte und konnte sich an den silbernen Schlangen gar nicht sattsehen, eine schöner als die andere.

«Heute verlieben sich die jungen Mädchen in meine Ringe», sagte die Frau, als Sabine einige aufnahm und sie nacheinander probierte. Es dauerte lange, bis sie ihre Wahl getroffen hatte.

«Bitte, das grüne Papier mit dem Goldrand!» bat sie die Frau und ließ sich den Ring ‹für meine Freundin› einpacken.

Frau Winter war schon von der Arbeit zurückgekommen, wirtschaftete mit Töpfen, Schüsseln, Tellern, als Nele den Kopf durch die Tür in die warme Küche steckte. Die Luft war von Wasserdampf erfüllt und es roch nach Fisch, vermischt mit dem Duft von Gewürzen.

«Hallo!» sagte Nele und dachte an den indischen Schal. «Du kannst mir helfen, ich hab viel zu tun!» antwortete ihre Mutter. Helfen war langweilig, besonders zu Weihnachten. Nele fühlte nach den Geschenkpäckchen in ihrer Jackentasche und zog sich langsam in den Flur zurück. Sie hörte die Mutter hin und her laufen, mit Messern und Löffeln hantieren, in Eile, wie immer.

Der Tannenbaum stand im Wohnzimmer zwischen Fenster

und Sofa, mit seinem Stamm eingeschraubt in den grünlakkierten Eisenständer. Seine Zweige breiteten sich gleichmäßig nach allen Seiten aus. Von den Weihnachtstellern duftete es nach Äpfeln, Lebkuchen und Mandarinen. Es lagen auch Geschenke unter dem Baum, und Nele schob ihre Kleinigkeiten für die Mutter und Mathias zwischen zwei buntverschnürte Päckchen. Dann stand sie eine Zeitlang still und wartete darauf, die Spannung und Freude wiederzufühlen, die sie auf dem Weihnachtsmarkt und auf dem Rückweg nach Hause empfunden hatte.

Vielleicht fehlte es dem Baum an Schmuck. Nele griff in den Weihnachtskarton und nahm zwei Glaskugeln heraus, eine rote und eine goldene, und hängte sie zwischen die elektrischen Kerzen in die Zweige.

Die Mutter rief aus der Küche, sie solle kommen und den Tisch decken.

Ein Griff in den Karton, in die Schachtel mit Lametta. Silberfäden überall im Grün ließen den Baum glänzen. Nun noch Kugeln und Schokoladenfiguren. Je mehr Nele sich aber mühte und den Baum schmückte, um so weniger weihnachtlich fühlte sie sich. Daran änderte sich auch nichts, als der Baum mit allen Kugeln, Figuren und Silberfäden über und über behängt war. Ich versteh nichts von Weihnachtsbäumen, dachte Nele und wollte den Schmuck wieder abnehmen. Doch die Mutter rief zum zweitenmal, diesmal dringlicher.

Mutlos wandte Nele sich vom Baum ab und trottete in die Küche.

«Tiefe Teller und flache», sagte die Mutter nervös, «Weingläser», fügte sie hinzu. «Bestecke! Ich weiß nicht mehr, wo mir der Kopf steht!»

Warum mußte die Mutter sich nach dem anstrengenden Vormittag im Supermarkt auch zu Hause noch soviel Arbeit aufladen, warum mußten sie zu Weihnachten ‹Karpfen blau› mit Vorsuppe und Nachspeise essen? Ich hab keinen Hunger, wollte Nele sagen. Doch nach einem Blick in das hektisch gerötete Gesicht ihrer Mutter sagte sie es lieber nicht, hastete statt dessen zum Schrank, vom Schrank zum Tisch, vom Tisch zum Flur, vom Flur zum Wohnzimmer, transportierte für drei Personen Geschirr und deckte den Tisch, während die Mutter in der Küche herumwirbelte, denn um sechs wollten sie essen.

Erstaunlich, wie die Mutter es mal wieder schaffte! Als Mathias seine Lederjacke an die Flurgarderobe hängte, trug sie die Schüssel mit den dampfenden Karpfenstücken an ihm vorbei.

«Hm!» grunzte er genießerisch, folgte ihr sofort ins Zimmer und ließ sich in seinen Stuhl fallen. Die Mutter setzte sich ihm gegenüber, Nele wählte einen Platz mit Blick auf den Tannenbaum.

Heißhungrig fiel Mathias über Fisch und Kartoffeln her, die er mit einem Strahl zerlassener Butter übergossen hatte.

«Nicht soviel!» wehrte Nele ab und ließ sich nur ein kleines Stück Fisch und zwei Kartoffeln auf den Teller legen.

«Du hast ja den Baum geschmückt», lobte die Mutter, wandte sich jedoch sofort wieder Mathias zu, der das Essen in sich hineinschlang und gleichzeitig von seinem Ärger beim Tischtennis-Turnier heute nachmittag erzählte.

Die Mutter aß langsam, entspannte sich, während sie Mathias zuhörte, aber sie bemerkte auch Neles Blicke zu den Geschenkpaketen und lächelte ihr geheimnisvoll zu. Da kehrte für Nele das Gefühl vom Weihnachtsmarkt zurück, mit Neugier, mit Spannung, mit dem Geruch von gebrannten Mandeln und Glühwein. «Ich mag nicht mehr», sagte sie und ließ den Rest vom Fisch auf ihrem Teller liegen.

Eine halbe Stunde später war Bescherung.

Mathias legte sich ins Sofa, griff nach dem Schalter der elektrischen Beleuchtung und schaltete die Kerzen im Tannenbaum ein.

Was für ein Ungetüm! dachte Nele erschrocken. Das Licht verstärkte den Glanz der künstlichen Äste, Zweige und Nadeln, zwischen denen der Christbaumschmuck in Silber und Bunt protzte.

«Fröhliche Weihnachten!» sagte die Mutter, reichte Nele ein großes, weiches Paket und Mathias einen großen eckigen Karton. Nele packte eine Jeans aus, Mathias bekam amerikanische Turnschuhe geschenkt.

«Genau das Richtige!» sagte er anerkennend und grinste der Mutter zu. Die Geldbörse von Nele aus dem nächsten Päckchen schien ihm auch zu gefallen, denn er schob sie probeweise in seine Hosentasche, sie paßte gut hinein.

«Toll!» sagte Nele. Sie hatte die neue Jeans übergezogen, die ihr wie angegossen am Körper lag. Der neue dunkelblaue Pulli hing ihr schön weit und lässig um die Hüften.

Frau Winter freute sich über den indischen Schal von Nele und das Kölnisch Wasser, das Mathias ihr schenkte.

Aber nun hielt Nele ein wuchtiges hohes Paket in den Händen und ihr fiel auf, daß die Mutter sie neugierig beobachtete. Was mochte unter dem nachtblauen, mit kleinen Silbersternen bedruckten Papier verborgen sein?

Nele schrie auf vor Überraschung, als sie das Schachbrett auspackte und den Kasten aus hellem Holz. Ein Wunsch war in Erfüllung gegangen! Sabine würde Augen machen! Sie hatte ihr vor zwei Monaten die Spielregeln beigebracht. Seitdem spielten sie jede Woche zusammen Schach mit Sabines Figuren. Auch Mathias spielte Schach. Nach dem Sport ging er oft ins Schachcafé, und es kam vor, daß er dort mit

Freunden bis in die Nacht hinein zusammensaß. Nele wartete darauf, daß er vom Sofa hochkäme und als Fachmann Brett und Figuren begutachtete. Ich bin Anfängerin, dachte sie, hoffte aber, daß er dennoch eine Partie mit ihr spielen würde.

«Es heißt ‹Die Bärtigen›», sagte die Mutter, «und ist ein besonders schönes Spiel!» Sie schaute erwartungsvoll zu Mathias hinüber. Doch er blieb auf dem Sofa liegen, gähnte und griff nach der Zeitung.

Nele öffnete den Kasten und nahm einen Bauern heraus, einen aus braunem Holz mit spitzer Mütze. Nase, Mund und Bart waren fein geschnitzt. Glattgeschliffen, weich und leicht lag die Figur in ihrer Hand. Bei den Pferdchen war das Schnitzwerk noch vielfältiger ausgeführt. Die Türme trugen hohe Zinnen. Am kunstvollsten fand Nele jedoch die Königin geschnitzt, mit faltenreichem Gewand und einer kleinen Krone auf schmalem Kopf. Sorgfältig wickelte sie eine Schachfigur nach der anderen wieder in die zugehörigen Zellstofftücher. Dabei streifte sie Mathias mit einem kurzen Blick und sah ihn mit mürrischer Miene in seine Zeitung vergraben.

Was hatte er nur? Er konnte doch ihr Schachspiel nicht langweilig oder sogar häßlich finden?

Dann eben nicht! Keinesfalls würde sie sich von ihm ihre Freude verderben lassen!

Die Mutter stellte für jeden einen Weihnachtsteller mit Süßigkeiten bereit, für Mathias dicht beim Sofa auf einem Stuhl und für Nele auf dem Tisch nahe den Schachfiguren. Welch ein köstliches Gefühl, einen Schokoladenweihnachtsmann zu entkleiden, ihn Stück für Stück auf der Zunge zergehen zu lassen und dabei in Gedanken mit Sabine Schach zu spielen!

Mathias gönnte dem Schachspiel den ganzen Abend lang keinen Blick, hockte wortkarg in seiner Sofaecke und stopfte zur Zeitungslektüre Lebkuchen in sich hinein.

Um elf zog Nele sich mit ihren Geschenken aus dem Wohnzimmer zurück. Sie ging in die Küche, um sich noch ein Glas Orangensaft zu holen. Die Mutter räumte gerade die Reste des Abendessens in den Kühlschrank.

«Deinen größten Wunsch hat mir Sabine verraten», sagte sie und strich mit den Fingerspitzen über das Schachspiel.

«Schade, daß es Mathias nicht gefällt», sagte Nele. Da lächelte die Mutter ihr verschwörerisch zu. «Nächstes Jahr schieben wir wieder die Oma vor!»

In dieser Nacht träumte Nele einen verrückten Traum. Prächtig gekleidet in ein Gewand aus weißer Seide schritt sie die Treppe zu einem Festsaal hinunter, wo musiziert und getanzt wurde. Die Gäste bewegten sich im Drehen und Gleiten zueinander hin und voneinander fort, und alle ihre Bewegungen wurden durch Spiegelwände ringsum im Saal vervielfacht. Der Gedanke, ständig zu beobachten und beobachtet zu werden, machte Nele unruhig. Sie zögerte weiterzugehen, lehnte sich ans Treppengeländer und schaute dem festlichen Treiben eine Zeitlang zu. Auf einem Podium saßen die Musiker, sie spielten mit Flöte, Cembalo und Cello eine alte Weise, abwechselnd langsam, getragen und dann wieder leicht und fröhlich. Die Tanzenden trugen Ballettanzüge in Schwarz und Weiß. Nele sah, daß jeder einzelne eine besondere Figur tanzte und sich dabei in bestimmten Feldern bewegte, aus denen der Parkettfußboden zusammengesetzt war. Plötzlich wurde ihr klar, daß dort unten Schach getanzt wurde, nach allen Regeln der Kunst. Wie zierlich und gleichzeitig sicher sprangen die Reiter von Feld zu Feld, wie gemächlich schoben sich die Türme voran und wie flink eilten die Läufer quer über die Fläche, wie mutig zogen die Bauern los und bedrohten den König, um den sich alles drehte, der herumstand und darauf wartete, mattgesetzt zu werden. Nele wäre gern länger

Zuschauerin geblieben, aber eine Tänzerin von den Weißen winkte ihr zu und rief: «Komm herunter, siehst du nicht, daß du uns beim Spiel fehlst?»

Ich? dachte Nele, prüfte die Figuren eine nach der anderen und erkannte, daß bei den Weißen die Dame fehlte. In diesem Augenblick lief die Tänzerin die Treppe zu ihr hoch, faßte sie bei der Hand und zog sie mit sich hinunter in den Saal.

«Aber ich beherrsche die Regeln noch nicht!» sagte Nele schüchtern, stand unsicher in ihrem Feld, wußte nicht, wohin.

Die Tänzerin lachte. «Du wirst sehen, es geht ganz von selbst!» Und so war es. Kaum wagte Nele zaghaft die ersten Schritte auf dem Parkett, da tanzte sie auch schon leicht wie ein Vogel hin und zurück, schräg und gerade. Sie begegnete Läufern, Bauern, Rittern und Türmen, die ihr auswichen und Platz machten, denn die Dame durfte ja weit über alle Felder ziehen. Die weißen Figuren liefen mit ihr, deckten sie, schlugen die schwarzen, bis die Dame, von einem Ritter und einem Bauern begleitet, vor dem schwarzen König stand. «Schach matt!» sagte Nele vergnügt, und da wachte sie auf.

Kaum ließ Nele den Klingelknopf los, der unter dem Namen Hagedorn angebracht war, riß Sabine auch schon die Tür auf. «Komm rein!» rief sie und warnte: «Paß auf!», denn im Flur lagen Bälle, Autos, Legosteine, Eimer, Schaufeln, ein umgekippter Roller und ein Dreirad, Spielsachen von Sabines Geschwistern.

«Setz dich hin!» befahl Sabine in ihrem Zimmer, und das war gar nicht so einfach für Nele, weil hier dieselbe Unordnung herrschte. Doch angenehm kuschelte es sich mit angezogenen Beinen zwischen den Daunenkissen auf Sabines

Schaumgummimatratze. Wie ein Irrwisch flitzte Sabine durchs Zimmer, packte den dreijährigen Bruder, der schrie und sich wehrte und beförderte ihn in die Küche. Die kleine Schwester bekam einen Teddy in den Arm gedrückt und wurde in dem Moment aus der Tür getragen, als der Bruder schon wieder angetappt kam und zu Sabine zurückstrebte.

«Ihr bleibt jetzt draußen!» schrie die große Schwester, schubste den Bruder, setzte die Kleine ab, zog schnell die Tür zu, drehte den Schlüssel herum und wandte sich aufatmend Nele zu. Im Flur heulten die Geschwister zweistimmig.

«Ich hab mich verliebt!» platzte Sabine mit der Neuigkeit heraus, die Nele sofort erfahren mußte. Sabine verliebte sich in jeder neuen Woche aufs neue, meistens ahnten die von ihr Auserwählten nichts von ihrem Glück.

«In Christian aus der Achten!» mutmaßte Nele, denn er war noch nicht dran gewesen. «Glaubst du, daß er dich mag?»

«Der Pimmelzwerg kann sich freuen, wenn *ich ihn* mag!» sagte Sabine hochnäsig. Wie konnte sie sich ihrer Beliebtheit nur so sicher sein, dachte Nele. Natürlich war sie lieb, und sie war auch hübsch mit großen blauen Augen, kastanienbraunem Lockenkopf und Grübchen in den Wangen, die immer, wenn sie vergnügt war, ein Lächeln in ihr Gesicht zauberten. Sabine mit ihrem fröhlichen Wesen war besser dran als die verschlossene, nachdenkliche Nele, die gar nicht an Liebschaften dachte, sondern lieber für sich allein blieb.

«Nicht Christian!» verriet Sabine. «Sondern Philip!»

Der Schulsprecher aus der Zehnten? Der am ersten Schultag nach den Ferien Flugblätter zur Lage der Indianer in Guatemala verteilt hatte? Er kam Nele fast erwachsen vor, ziemlich lang, mager und mit ’ner schwarzen Lederjacke und so redegewandt!

«Nee», stellte sie mit Überzeugung fest, «das glaube ich

nun wirklich nicht, daß der für eine aus der Siebten schwärmt!» Mit einem tiefen Seufzer ließ Sabine sich neben sie auf die Matratze fallen.

«Ich glaub's ja auch nicht!» sagte sie kläglich. «Aber ich bin in ihn verliebt!»

«Aussichtslos», versicherte Nele. «Laß uns Geschichte machen.»

Was Frau Fischer in einem Buch über Hexen im Mittelalter herausgefunden hatte, war ganz anders als alles, was Nele und Sabine sich bisher unter Hexen vorgestellt hatten und was in den Märchenbüchern stand.

«Sie haben sie auf dem Scheiterhaufen verbrannt», sagte Sabine, «weil jemand über sie getratscht hat, daß sie mit dem Teufel unter einer Decke steckten oder nachts mit anderen Hexen rumtanzten!»

«Wie gemein», sagte Nele, «und alles erfunden und erlogen!» Sie steckten die Köpfe zusammen und schauten sich genau die Abbildungen in den Fotokopien an, waren neugierig, wie diese Hexen aussahen. Die Gesichter erschienen jung, waren aber nur undeutlich zu erkennen. Die altmodische Kleidung, die die Frauen trugen, kam den beiden Mädchen fremd vor.

«Ich habe gelesen», sagte Sabine, «daß sie Männer zur Unzucht verführt haben sollen!»

«Was ist denn das?» fragte Nele.

«Meine Mutter sagt, sie haben im Bett mit Männern rumgemacht.»

«Und deshalb sind sie verbrannt worden?»

Sabine zog aus der Sammlung der Kopien Blatt 5 heraus.

«Damals haben sie gesagt, die Frauen sind vom Teufel besessen, und der Teufel muß mit Folter ausgetrieben werden. Zum Schluß haben sie sie verbrannt.»

«So was Wahnsinniges!» sagte Nele, griff nach Blatt 5 und las es still für sich durch. «Stell dir vor, wir hätten damals gelebt!»

Während der spannenden Unterhaltung über Verliebtsein und Hexen ebbte das Geheule auf dem Flur ab und verstummte schließlich.

Viele Ausdrücke im Text verstanden die Mädchen noch nicht. Die Aufgabe für heute war, alle neuen Begriffe zu unterstreichen. Das dauerte bis kurz vor halb acht.

«'ne Hexe hab ich mir immer als 'ne alte, verschrumpelte, zahnlose, böse Frau vorgestellt, die schwarze Kleider trug», sagte Nele. «Kannst du mir mal erklären, warum?»

In diesem Augenblick klopfte es an der Tür. Sabine ging öffnen, und ihre Mutter brachte den beiden ‹fleißigen Schülerinnen› ein Tablett mit Teekanne, Teetassen, Kandiszucker und einem Teller mit Gebäck.

Als Sabine ihr das Tablett abnahm, betrachtete sie sie eine Weile forschend und meinte dann: «Wenn du im Mittelalter gelebt hättest und Frau Hennings unter uns hätte dich als Hexe gemeldet, weil wir immer so viel Krach machen ... »

«Dann wärn Sie auf'm Scheiterhaufen verbrannt worden», fügte Nele hinzu.

In Winters Wohnung fühlte Nele sich nicht so gut aufgelegt zum Schularbeitenmachen wie bei Hagedorns. Daran änderte auch der Tisch nichts, den sie als einziges Möbelstück unter den anderen im Zimmer für sich verschönerte. Nachmittags, vor den Schularbeiten, legte sie zuerst eine kleine Wolldecke über das rissige Holz der Tischplatte und danach den Stoff aus blauer Seide, ein Reststück von einem Meter, das die Mutter aus einem Kaufhaus mitgebracht hatte.

Nun konnte sie auf dieser kleinen blauen Fläche Englisch lernen, Geschichte, Biologie und Mathematik. Wenn Nele ein Gedicht in ihrem Deutschbuch lesen und auswendig lernen mußte, schien vielleicht gerade die Sonne durch das Fenster auf das blaue Tuch. Dann konnte sie gut lernen, und am nächsten Tag in der Schule wurde ihr Vortrag gelobt. Aber der Tisch in Blau reichte nicht aus, damit Nele sich in diesem Zimmer wohl fühlte.

Als sie heute von Hagedorns zurückkehrte, gelangen ihr die Aufgaben nicht. Beim Nachdenken über eine mathematische Gleichung starrte Nele auf die braune Tapete an der Wand, die überall mit einem Muster von goldfarbenen Stricheleien bedruckt war. Plötzlich waren die Striche auf der Tapete kein Muster mehr, sondern ein Name. Hundert- und aber hundertfach sah Nele den Namen MATHIAS WINTER auf der Tapete. Die Matheaufgabe konnte Nele noch rechnen, aber den englischen Text stotterte sie nur schlecht und recht herunter.

Das blaue Tuch auf dem Tisch wirkte im Schein der Dekkenleuchte blaß gegen das Braun der immergleichen Vorhänge und Tapeten. Wohnte Nele wirklich umgeben von hundert- und aber hundertmal Mathias Winter? Sie ging ganz nahe an die Wand heran und betrachtete das goldene Muster. Kein Mensch ließ seinen Namen in eine Tapete drucken. Wie dumm von ihr, sich Mathias auf der Tapete vorzustellen. Die einzelnen auf- und abgezogenen Striche waren keine Buchstaben, sondern nur buchstabenähnliche Zeichen. Merkwürdig, daß immer zwei Muster nebeneinander standen wie ein Vorname und ein Nachname. Als Nele die Striche zählte, ergab das erste Muster sieben, das zweite sechs Zeichen!

Sie fror, ging zur Heizung und drehte sie voll auf. Es war sehr kalt in diesem Winter.

Nele lief in den Flur hinaus, lugte in die Küche und sah die Mutter auf der Eckbank liegen. Sie ruhte sich von ihrer anstrengenden Arbeit aus. Vielleicht litt sie auch wieder unter Migräne oder Magenschmerzen. Mathias saß neben ihr und ruhte sich auch aus, obwohl er drei Stunden früher Dienstschluß und Zeit genug zum Ausruhen gehabt hatte.

Anstatt die Mutter zu bedauern, war Nele eigentlich ein bißchen froh über ihr Unwohlsein. Sie würde heute abend wegen der ungeputzten Fenster und dem überquellenden Mülleimer keinen Ärger machen. Auch um die Abrechnung würde sie sich nicht kümmern, und so käme Neles Fälschung nicht heraus. Vom Einkaufsgeld hatte sie heute vier Mark fünfundachtzig für sich weggenommen. Damit es nicht auffiel, hatte sie in der Abrechnung die Preise der verschiedenen Waren um fünfzig, achtzig Pfennig oder um eine Mark erhöht.

Schnell schlüpfte sie in die Küche, gab der Mutter einen Kuß, murmelte was von Schularbeiten und verzog sich wieder ins Zimmer. Geschichtsbuch und Hexentext auf den Tisch! Nele vertiefte sich ins Mittelalter, sie wollte morgen bei Fischer über das Thema mitreden können. Die in den Kopien verkleinerten Buchstaben lasen sich schlecht im Kunstlicht. Nele mußte ihre Augen anstrengen. Sie verfolgte Satz für Satz die Leidensgeschichte von Anna Rausch und Sybille Lutz, elf und zwölf Jahre alt, die im siebzehnten Jahrhundert in Deutschland als Hexen gefangengenommen und hingerichtet worden waren. Viel zuwenig für Neles Wißbegier stand in dem Text. Frau Fischer hatte gesagt, daß sie im Lexikon nachschlagen sollten, um sich mehr Informationen zu verschaffen. Aber unter ‹Rausch› fand Nele nur Albert und Jürgen, deutsche Schriftsteller, darunter ‹Rausch› = Vergiftungszustand und unter ‹Lutz› stand Joseph Maria, deutscher Schriftsteller.

Kurz vorm Einschlafen, mit dem Kopf auf ihrem Tagebuch, sah Nele die Bilder der als Hexen beschimpften Frauen deutlich vor sich, sie malte sich aus, daß Anna und Sybille an einen Pfahl gebunden auf dem Scheiterhaufen stünden, und wußte, daß sie schreckliche Angst gehabt haben mußten. Während die Flammen das Holz nach und nach verbrannten, wurde die Angst stärker, das Feuer züngelte nach oben, nach den Schuhen, den Kleidern …

Nele kniff im Dunkeln die Augen fest zu, um nichts mehr zu sehen.

Nele beteiligte sich nach Meinung ihrer Lehrer auch in der Siebten noch zuwenig am Unterricht. Eine Ausnahme war Geschichte bei Frau Fischer, dienstags und donnerstags in der dritten Stunde machte ihr der Unterricht wirklich Spaß. Außerdem gefielen ihr in der Schule noch einige Schüler, der Schulhof und ihr Platz in der Sieben C.

Im alten Schulhaus, das um neunzehnhundert gebaut worden war, roch Nele Staub, Bodenwachs mit Zitronenduft, nassen Straßendreck und alle möglichen Schülerdünste. Dieser Geruch vermischte sich mit einem Gefühl von Erwartung. Irgendein kleines Erlebnis, ein Gedanke, Freude oder Ärger, geschahen jeden Tag mit den Leuten in der Klasse, den Lehrerinnen und Lehrern und natürlich mit dem Hausmeister. Gerade klemmte er Iris' Fuß mit der Tür im Eingang fest, weil es läutete und sie in letzter Minute hinein wollte. Wie gut, daß Iris schwere Schaftstiefel trug, so konnte sie die Tür wieder aufdrücken und doch noch reinkommen. Hansen brüllte böse Worte hinter ihr her, als sie in ihrer nietenbestückten Lederjacke und mit dem großen schwarzen Schlapphut auf dem Kopf die Treppe hinaufstapfte. Der Hausmeister mochte solche unmädchenhaften Schülerinnen nicht, die sich mit Stiefeln gegen ihn wehrten. Nele und ein paar andere Schüler waren neugierig stehengeblieben und verfolgten die spannende Szene. Hansen war einmalig in seinem Zorn! Ob er mich auch mal so anschnauzt? dachte Nele und beobachtete gespannt den wütenden Hausmeister, der immer noch hinter Iris herpöbelte.

Die Luft im Klassenzimmer roch anders als die Luft im Treppenhaus, intensiver nach denen, die täglich fünf bis sechs Stunden miteinander in der Sieben C saßen.

Neles Platz lag am Fenster mit Blick auf den Schulhof, auf die Pappeln und den Kräutergarten, den die Schüler betreuten.

«Hej! Was ist los?» fragte Nele, als sie Katrin auf ihrem Platz sitzen sah.

«Wir tauschen!» sagte Katrin. Sie wollte neben Gaby sitzen, mit der sie seit ein paar Tagen dick befreundet war.

«Kommt nicht in Frage!» Katrin konnte neben Gaby sitzen, solange sie wollte, aber nicht auf Neles Platz.

«Stell dich doch nicht so an.» Katrin legte demonstrativ ihre Schultasche auf die Tischplatte. Nele knallte ihre daneben. Die Ecke zwischen Sabine und Gaby würde sie nicht räumen, basta!

«Du kannst ja Arne vertreiben», schlug sie vor. Er saß auf der anderen Seite von Gaby neben seinem Freund Sven.

«Nie willst du tauschen. Das ist unfair!»

Das stimmte. Nele weigerte sich das ganze Schuljahr hindurch, ihren Platz gegen einen anderen einzutauschen. Wenn sie morgens mal die erste in der Klasse war oder nachmittags die letzte, legte sie ihre Bücher und Hefte ordentlich zusammen, wischte die Tischplatte sauber, spitzte ihre Bleistifte und schob neue Patronen in den Füller. In diesem Jahr verzierte sie ihren Tisch in der Sieben C mit bunten Bildern. Seit der Versetzung im August hatte sie nach und nach Mond, Sonne, einen Glückspilz und gestern einen silbernen Stern auf den Rand des Tisches geklebt. Im Juli würden ringsherum ihre Lieblingsfiguren versammelt sein.

«Du verschwindest jetzt sofort von meinem Platz!» fauchte sie. Katrin rührte sich nicht vom Fleck, und ihr triumphierendes Lächeln verkündete: Ich hab den Platz erobert, meine Liebe! Da fühlte Nele eine solche Wut in sich aufsteigen, daß sie Katrin am liebsten geschlagen hätte.

«Glotz mich nicht so an», sagte Katrin erschrocken, gar nicht mehr sieghaft. Sie griff sich ihre Tasche, räumte das Feld und sagte beim Rückzug: «Du bist wohl verliebt in deinen Platz. So was Blödes!»

«Ist doch wurscht, ob du am Fenster sitzt, Hauptsache neben mir», sagte Sabine. Sie verschwendete keine Ideen an einen Tisch, noch dazu in der Schule, wo es nun wirklich nicht gemütlich war. Aber Nele konnte nicht so empfinden wie Sabine. Sie war nicht verliebt in ihren Tisch, sie brauchte ihn.

In der ersten Stunde hatten sie Englisch bei Frau Paulsen, einer zierlichen, energischen Lehrerin, die von den Schülern forderte, sie sollten den Mund aufmachen und Englisch reden. Sie erlaubte Nele nicht, ‹eine von den Stillen› zu sein, auch wenn es so in Neles Zeugnis stand und vom Direktor unterschrieben war. Frau Paulsen tat einfach so, als sei Nele gesprächig, und manchmal glaubte Nele es selbst.

Heute teilte Frau Paulsen zu Beginn der Stunde das Comic-Buch ‹Father Christmas goes on Holiday› aus.

«Weihnachten ist vorbei», sagte sie, «an diesem trüben Morgen müssen wir was zum Lachen haben.»

Vor den Weihnachtferien hatte die Klasse schon mit größtem Vergnügen das erste Buch von diesem Father Christmas gelesen, dem dicken Weihnachtsmann, der nicht arbeiten wollte, sondern lieber im Bett herumlag, schnarchte und träumte. Er war so verrückt, daß jeder unbedingt wissen wollte, was er dachte und sagte. Dazu mußten die englischen Worte und Sätze in den Sprechblasen gelesen werden.

Frau Paulsen rief Nele zum Vorlesen auf, alle schauten sich die Comics an, wollten Nele zuhören und sich mit ihr zusammen über Father Christmas kaputtlachen.

«Fang an!» sagte Frau Paulsen freundlich.

Kein Wort von Nele.

Sabine gab der Freundin einen kleinen Stoß. Die anderen stöhnten vor Ungeduld. Frau Paulsen sagte: «Nele liest eine Seite und Sabine die nächste.»

Nele las jedoch nicht, sie hockte vor dem Text und brachte kein Wort heraus. Als Frau Paulsen sie zum drittenmal aufforderte, antwortete sie patzig: «So ein dummes Bilderbuch für kleine Kinder les ich nicht!»

Die Klasse murrte, aber Frau Paulsen blieb ganz ruhig und nahm Sabine anstelle von Nele dran.

Der Januartag war auch nachmittags noch grau, als Nele den Comic ‹Father Christmas› zur Erzählung umformte und ins Deutsche übersetzte, eine Extra-Aufgabe von Frau Paulsen. Sabines Kassettenrecorder stand auf dem blauen Tischtuch und spielte ‹Madonna› von Howard Jones. In die Musik hinein sprach Nele laut und deutlich die englische Geschichte. Sie gab sich auch Mühe und schrieb die englischen Sätze in ihrer besten Schrift ins Heft. Frau Paulsen sollte nicht etwa auf die Idee kommen, Nele sei stumm und dumm geworden.

Ohne Mathias konnte Nele es in der Wohnung aushalten,

in Ruhe arbeiten, Musik hören, Tagebuch schreiben. Sie richtete ihre Nachmittage oft so ein, daß sie kurz vor fünf, bevor er von der Arbeit heimkehrte, die Wohnung verließ und Sabine besuchen ging. Aber heute um fünf war Sabine zum Flötenunterricht bestellt.

«Kommst du mit?» hatte sie Nele in der Schule gefragt. Aber Nele saß noch die Englischstunde in den Knochen. An solchen Tagen *konnte* sie nicht zuschauen, wie Sabine im Glück lebte und flöten lernen durfte, während sie selbst wegen Geldmangels verzichten mußte. Da fühlte sie sich elend vor Neid und zog ein Gesicht, zu dem Sabine bemerkte: «Miese Laune!»

«Wir treffen uns nach dem Flöten bei dir zu Hause», sagte Nele. Damit war Sabine einverstanden.

An der Kreuzung, wo sie sich auf dem Rückweg von der Schule gewöhnlich trennten, küßten sie beide zum Abschied ihre Schlangenringe. Das war das Geheimzeichen ihrer Freundschaft.

Nachdem Nele ihre Schularbeiten erledigt hatte, trabte sie in die Küche. Auf dem Tisch lag die Einkaufsliste, daneben glänzte ein Zwanzig-Mark-Schein. Nele klemmte ihn zwischen Daumen und Zeigefinger, betrachtete ihn liebevoll.

Kurz darauf trödelte sie die Straße hinunter, rechnete, überschlug die Brot- und Brötchenpreise und fühlte nicht die Kälte, die der Abendfrost mit sich brachte. Sie sah auch den Himmel nicht, an dem schon die ersten Sterne leuchteten.

Kaum trug Nele die mit Backwaren gefüllte Einkaufstasche aus dem Brotladen, ließ sie zwei Mark zehn in ihre linke Hosentasche verschwinden. In der Schlachterei versteckte sie noch einmal zwei Mark fünfundvierzig. Danach hatte sie nichts mehr einzukaufen und lungerte in der Marktstraße vor dem Musikgeschäft herum. Neulich hatte sie hier mit Sabine ein Notenbuch für Flöte und Klavier besorgt. Wenn Nele zum Musikunterricht ginge, müßte sie sich auch dieses Notenbuch kaufen. Auf dem Preisschild stand: 4,55 DM. Nele drehte ihren Schlangenring einmal rundum. In den Märchen durften die Leute, die auf wunderbare Weise solch einen Ring geschenkt bekommen hatten, sich beim Drehen etwas wünschen, und schon ging es in Erfüllung.

Auch wenn ich keinen Musikunterricht habe, könnte ich vielleicht doch die Noten brauchen, dachte Nele.

Das Buch steckte wohlgeborgen unter Neles Winterjacke, als sie fünf Minuten nach sechs aus dem Laden trat.

Der Wind fuhr ihr scharf und kalt ins Gesicht. Angenehm fühlte sie ihn auf ihrer Haut kribbeln und kostete einen tiefen Atemzug von der frischen Luft. Dann lief sie mitten hinein in die Kälte, und als sie einen Blick zum Himmel schickte, entdeckte sie die Venus, die mit dem Mond um die Wette strahlte.

In Winters Wohnung hörte Nele Männerstimmen, eine, die sie kannte, und noch eine zweite, nicht so laut wie die von Mathias, eher sanft.

Geräuschlos huschte Nele durch den Flur in die Küche, legte die Lebensmittel auf dem Tisch ab, Geld und Einkaufszettel daneben und machte sich bereit, zurück durch den Flur nach draußen zu entwischen, zu Sabine. Da hörte sie die Wohnzimmertür gehen und Männerschritte auf Gummisohlen näher kommen.

Mathias trug seinen dunkelblauen Trainingsanzug, der andere Mann einen weißen.

«Ich geh zum Sport», sagte Mathias, der andere nickte Nele zu.

«Hallo! Guten Abend.» Verwirrt stotterte Nele auch ein ‹Guten Abend›. Schlank, sportlich, etwas jünger als Mathias, gefiel ihr der Mann, besonders gefiel ihr, daß er freundlich war.

«Laß uns gehen», sagte Mathias, der nur in die Küche gekommen war, um sich seine Zigaretten vom Schrank zu holen.

«Eine junge Lady wird man wohl noch begrüßen dürfen», meinte der Mann.

«Du lieber Himmel! Sie ist zwölf», lachte Mathias und drängte: «Wolfgang! Beeil dich!»

Aber Wolfgang trat zu Nele: «Verrat mir deinen Namen!»

«Nele!»

«Tschüs, Nele!» verabschiedete er sich und lächelte ihr zu, bevor er Mathias folgte.

Er war viel netter.

Auf dem Weg zu Sabine spukte Wolfgang nebenher. Nele konnte ihn nicht so schnell vergessen. Er hatte sie beachtet, vielleicht fand er sie sogar hübsch?

Kaum stand Nele bei Sabine auf der Matte, sagte die Freundin: «Ich hab mich verliebt!»

«Schon wieder.»

«Diesmal ist es ernst!»

Nele fand es schon voriges Mal ernst, als Sabine wegen Philip einen ganzen Sonntag lang geheult hatte.

«Also gut», sagte sie, ging mit Sabine ins Zimmer und fragte: «Wer ist es diesmal?»

«Tarzan!»

Ein Spitzname, den sie Carsten gegeben hatten, weil er im Geräteturnen und im Klettern auf Laternenmaste, Zäune und Bäume wahre Urwaldkünste zeigte.

«Wir haben heute nachmittag mindestens eine Stunde lang

im Bahnhof bei der Zeitungsbude rumgestanden», seufzte Sabine und pflanzte sich wie eine Diva in ihren Korbsessel.

Wenn du wüßtest, mit wem *ich* in der Küche rumgestanden hab! dachte Nele, aber sie sagte es nicht. Wolfgang war keiner von diesen dummen Jungen aus der Schule und gewiß nicht Tarzan.

«Ich finde ihn albern mit seinem Klettertick», sagte sie. Sicher war Wolfgang nicht albern.

«Tz!» antwortete Sabine hochmütig. «Er ist eben sportlich!»

Sportlich war Wolfgang auch. «Na ja», meinte sie versöhnlich, «wenn du ihn eben gern hast!»

«Ich bin total verknallt!!»

Und ich? dachte Nele, was bin ich? «Nun komm, laß uns endlich Schach spielen.»

«Bring deine Dame in Sicherheit!» sagte Sabine wenig später tadelnd, als Nele zum zweitenmal übers Schachbrett drauflos zog und ihre schwarze Königin ohne Deckung auf einem Feld stehen ließ. Sie hatte es eilig, dem weißen König zu begegnen, wollte mit ihrer Dame dem König schach bieten und ihn von einem Rückzug in den nächsten jagen.

Wolfgang hatte blaugraue Augen und aschblonde Haare, die er nach der Mode kurz geschnitten trug. Wie er sie begrüßt hatte … wie er gelächelt hatte …

«So», sagte Sabine entschlossen, «wenn du nicht aufpaßt, geschieht es dir ganz recht», und sie fegte mit dem weißen Pferd die schwarze Dame vom Brett.

«Scheiße!» sagte Nele. Sie ahnte schon, daß sie kein Glück haben würde. Wie konnte sie sich nur einbilden, daß Wolfgang sich für eine Zwölfjährige interessierte!

«Mach dir nichts draus», tröstete Sabine, «du hast noch viele Figuren, um zu siegen. Nur nicht aufgeben!»

Aufgeben wollte Nele nicht. Die Dame war ihre liebste Figur. Falls sie einen Bauern sicher in eines der letzten Felder auf der Gegenseite brachte, konnte sie sie zurückgewinnen. Sie spielte aufmerksamer, schickte Läufer und Bauern in den Kampf, doch es dauerte nicht lange, da schwärmte Sabine wieder von Tarzan. Sofort erschien Wolfgang in Neles Gedanken, groß und schlank.

«Du spielst heute so schlecht wie noch nie», stellte Sabine fest, als sie den schwarzen König schachmatt setzte.

Nele nickte. Wie dumm von ihr anzunehmen, daß sie sich so wie Sabine verlieben könnte! Ganz und gar ausgeschlossen war es aber, daß jemand sich in sie verliebte! Noch dazu jemand wie Wolfgang, der gewiß verliebt, verlobt oder verheiratet war. Vielleicht hatte er sogar eine Tochter? Eine kleine, niedliche, mit blauen Augen und blonden Haaren?

Plötzlich erinnerte sich Nele an das neue Flötenbuch. «Das ist ja das gleiche wie meins!» sagte Sabine begeistert. «Nimmst du Unterricht?»

Nele schüttelte den Kopf. «Ich will selbst anfangen. In der Schule kann ich die Noten lernen, zu Hause probier ich sie auf der Flöte aus.»

«Die ersten Stücke kann ich dir vorspielen», sagte Sabine eifrig, «dann behältst du sie im Gehör! Aber glaub ja nicht, daß es leicht ist, allein zu üben.»

«Allein ist alles schwer», bestätigte Nele.

«Du wirst es schon schaffen!»

Nele zog ihre Jacke an und versteckte das Notenbuch darunter. Es war kurz nach acht. Die Mutter würde jetzt zu Hause sein.

«Hast du wieder Magenschmerzen?»

Frau Winter lag in die dicke Wolldecke eingewickelt, unter der die Schnur des Heizkissens herausschaute.

«Die Wärme tut mir gut.»

«Und ein Magen-Tee?» fragte Nele. Sie wollte gleich die Kanne holen und ihn aufbrühen.

Doch die Mutter sagte: «Zuerst haben wir etwas zu besprechen.» Nele setzte sich auf den Rand der Sitzbank, zupfte an der Wolldecke und ahnte, daß Unangenehmes bevorstand.

«Heute fehlten vier Mark fünfundfünfzig am Haushaltsgeld!»

So ein Pech! Nele hatte vergessen, die Preise zu erhöhen.

Aber es kam noch schlimmer. «Die Abrechnungen stimmen schon seit langem nicht mehr, Nele! Ich sitz an der Kasse. Hast du geglaubt, du könntest eine Kassiererin betrügen?»

Nele sah schuldbewußt auf ihre Jacke, die sich vor dem Bauch leicht wölbte.

«Ich bring doch reichlich Süßigkeiten aus dem Laden mit! Du brauchst dir keine zu kaufen. Kannst deinen Freunden sogar davon abgeben!»

Als Nele stumm blieb, schloß Frau Winter die Augen.

Nele hätte gern geredet. Die Mutter sollte sich keine Sorgen machen, sollte nichts Schlechtes von ihr denken, sollte ihretwegen keine Magenschmerzen bekommen!

In der Küche lastete ein unangenehmes Schweigen, in dem nur die Wanduhr metallisch tickte. Solche Stille kannte Nele gut. Wenn sie sie nur aufheben könnte! Statt dessen hockte sie auf der Wolldecke und fing an, die Karos zu zählen.

«Gut, Nele», sagte die Mutter schließlich mit leidender Stimme. Diese Stimme bedrückte Nele am meisten. Sie hörte sich an, als wäre Nele an allem schuld; an der Krankheit, weil die Mutter doch wegen Nele arbeiten ging, an der häßlichen Wohnung und dem häßlichen Mathias, mit dem sie zusammen leben mußten, weil die Mutter wegen Nele keinen besseren Mann bekommen hatte, schließlich daran, daß Nele überhaupt geboren worden war, ohne Nele hätte es die Mutter leichter gehabt.

«Du wirst kein Geld mehr wegnehmen!»

Nele schüttelte den Kopf und war froh, als sie nun Tee aufbrühen durfte.

«Wann kommt Mathias?» fragte ihre Mutter.

«Er ist mit Wolfgang zusammen weggegangen.»

«Weggefahren!» verbesserte die Mutter. «Wolfgang hat sich einen neuen Ford gekauft, blau metallic!»

Ich wußte es! dachte Nele. Er gehört zu den feinen Leuten. Sie wollte noch mehr über Wolfgang erfahren, am liebsten alles. Das Teewasser summte angenehm in Neles Ohren, als sie hörte, daß Wolfgang nicht verheiratet war.

«Mit fünfunddreißig!» sagte die Mutter.

Der nimmt eben nicht jede, dachte Nele und erfuhr weiter, daß Wolfgang als Abteilungsleiter arbeitete.

Mathias war nur Sachbearbeiter.

«Als Junggeselle kann er sich 'ne teure Wohnung und 'n schickes Auto leisten!»

«Wer hat 'n schickes Auto?» platzte Mathias in ihr Gespräch. Er kam gut gelaunt vom Sport in die Küche und setzte sich, noch im Trainingsanzug, an den Tisch.

Nele servierte den Tee.

«Wir sprechen gerade über Wolfgang.»

«Ach *der*!»

«Er sieht gut aus», sagte die Mutter.

Mathias lachte. «Du kannst ja mal dein Glück bei ihm versuchen!» Und lachte noch lauter.

«Hör auf!» protestierte Frau Winter. «Er ist mit dir befreundet, holt dich im Wagen ab und spielt Tischtennis mit dir.»

«Na und?»

«Er hat doch auch 'ne tolle Stellung!»

«Ja ja! Er ist 'n Wunder», sagte Mathias giftig.

Er ist wirklich 'n Wunder, dachte Nele, er hat mich ‹Lady› genannt. Nie im Leben würde Mathias ‹Lady› zu mir sagen.

Frau Winter ärgerte sich über ihren Mann. «Mit seinen guten Beziehungen kann Wolfgang dir vielleicht mal nützlich sein.»

«Schon gut», gab Mathias nach, «er ist ein netter Kerl. Aber nicht der *Supermann*, den du aus ihm machen willst.»

Doch! dachte Nele, ist er doch!

Um halb zehn hockte sie im Bett, das Tagebuch lag auf der Bettdecke. Ihre Füllfeder glitt schwungvoll über die Seite, auf der in einer Ecke eine gelbe Rose abgebildet war, um die herum sich eine silberne Schlange wand.

29. Januar 1985

Ich hab Wolfgang getroffen. Er ist süß, sieht viel jünger aus als Mathias und ist klüger, Abteilungsleiter. Mathias wollte sich über ihn lustig machen, aber er ist bloß neidisch.

Anke Fischer war für Nele nicht nur eine Geschichtslehrerin, die guten Unterricht gab, sondern auch eine schöne Frau. Das schmale Gesicht mit großen dunklen Augen, der sehr kurze Haarschnitt, die schlanke Figur in schwarzen Jeans, zu denen die Lehrerin farbige Blusen trug, gefielen Nele sehr.

Frau Fischer verlangte von den Schülern viel, ausgerechnet in Geschichte, einem Fach, in dem die Arbeit überhaupt kein Ende nahm!

«Die spinnt wohl!» sagte Sabine, als Fischer ihnen am Donnerstag aufgab, bis Dienstag fünf Seiten im Geschichtsbuch über Inquisition * durchzuarbeiten und die Fragen dazu aufzuschreiben. Gleichzeitig kündigte sie an, sie werde mit der Klasse ins Kino gehen.

«Hurra!» schrien die Schüler, aber gleich darauf pfiffen und schimpften sie; denn sie sollten einen Film über den spanischen Maler Francisco de Goya sehen, außerdem ein Buch über das Leben von Goya lesen und einige Gemälde von ihm in der Kunstausstellung anschauen. Alles nur deshalb, weil dieser Goya sich in seiner Kunst gegen die Inquisition aufgelehnt hatte.

«Nee!» schrie Benjamin. «Nicht auch noch solche blöden Bilder.» Auch die anderen schrien, wehrten sich und protestierten gegen das Programm, das die Fischer ihnen zumutete.

«Na gut. Keine Kunstausstellung», sagte die Lehrerin und machte ihren Schülern einen anderen Vorschlag: «Ihr kommt mich zu Hause besuchen, wir backen zusammen Kuchen!»

Damit waren alle einverstanden und hörten nur noch mit halbem Ohr zu, als Frau Fischer hinzufügte: «Bei mir im Zimmer hängen zwei Drucke von Goya.»

Nele stellte sich vor, wie sie im Hausflur bei Frau Fischer stünden – natürlich wäre es ein großartiges Treppenhaus! –, wie sie auf den Klingelknopf drückten und hineingelassen würden und dann die Wohnung zu sehen bekämen – eine wundervolle Wohnung!

* Inquisition: Untersuchung durch Kirchenbeamte, die herausfinden wollten, ob die Menschen den rechten Glauben hätten. Verbunden mit Verfolgungen, Folterungen, Hexenverbrennungen, ausgehend im Mittelalter bis in die frühe Neuzeit.

«Auch noch nachmittags 'ne Lehrerin am Hals haben!» sagte Sabine lustlos.

«Aber wir kriegen die Wohnung zu sehen!»

«Mir egal», sagte Sabine. Sie war nicht begeistert, einen Nachmittag für die Lehrerin zu opfern.

Nele ging gern in andere Wohnungen.

Eine Woche vor dem Besuch bei Frau Fischer begleitete Nele mittags die Lehrerin ein Stück. Sie traute sich nicht, ein Gespräch zu beginnen. Auf der Straße war es anders als im Unterricht, wo Nele meist nur Fragen beantworten mußte und oft keine Antwort wußte. Hier, außerhalb des Klassenzimmers, fiel ihr noch weniger ein. Frau Fischer dagegen kam auf eine verrückte Idee. Sie schnupperte die Luft und behauptete an diesem Tag Ende Februar: «Es wird Frühling!»

Nele schnupperte auch, aber sie roch nur Tauwetter und Benzingestank. Frau Fischer lachte. «Ich kann die Zeit nicht abwarten.»

Ich auch nicht, dachte Nele und beschleunigte ihre Schritte, um nicht hinter Frau Fischer zurückzubleiben, die mit langen Schritten drauflosrannte. Dem Frühling entgegen? Aber so etwas mochte Nele sie nicht fragen.

Die nächste Bemerkung war noch ungewöhnlicher. «Du triffst im Frühling alle möglichen hübschen Leute und verliebst dich», sagte Frau Fischer.

Nie im Leben, dachte Nele, wer verliebt sich schon in mich? Sie bewunderte ihre Lehrerin mit ihrer freundlichen, lebhaften Art. In Frau Fischer verliebten sich bestimmt Tausende!

«Wir haben die gleichen dunklen Haare», sagte die Lehrerin. «So lang und glatt, wie du sie trägst, sind sie wunderschön!» Nele war zu überrascht, um antworten zu können. Außer Sabine hatte noch kein Mensch etwas Schmeichelhaftes über ihre Haare gesagt. Nach einem Seitenblick erkannte sie, daß Frau Fischer mit der Haarfarbe recht hatte.

«Ich geh nicht zum Friseur», sagte Nele, «den einfachen Schnitt kann ich selbst machen.»

«Ich geh auch nicht hin», lachte Frau Fischer, «bei mir ist noch weniger zu frisieren.»

Es war toll, mit der Lehrerin einmal nicht über Geschichte, sondern privat zu reden, am besten war es jedoch, daß sie und Frau Fischer sich ähnelten. Gern wollte Nele noch mehr Schönes an sich herausfinden lassen, aber nun waren sie bei der Kreuzung angelangt.

«Tschüs!» verabschiedeten sie sich und gingen getrennte Wege weiter.

Kaum entdeckte Nele den ersten Forsythienstrauch am Straßenrand, blieb sie stehen, strich mit den Fingerspitzen über die Knospen an den Zweigen, in denen die Blüten und Blätter noch fest eingeschlossen lagen, sie atmete die Luft um den Strauch herum tief ein und versuchte, einen Hauch vom Frühling zu riechen.

Aber es war noch Winter.

Nele fühlte ihre Haare gern glatt und weich. Zu Hause bürstete sie eine Strähne nach der anderen, bis alles wie schwarzer Lack prächtig glänzte. Dabei fiel ihr ein, was Frau Fischer gesagt hatte. Mein Haar ist wirklich schön! dachte sie. Und noch *mehr* fühlte sie: die dunklen Härchen an den Beinen. Einige aus der Klasse rasierten sie sich ab, weil glatte Haut angeblich schöner sei. Nele wollte ihre Härchen jedoch behalten und sie die Beine entlang hinauf- und hinunterstreicheln. Angenehm! Auf der weichen Bettdecke mit sich selbst beschäftigt, vergaß Nele die öde Umgebung des Zimmers und wollte nun auch das Heimliche wieder probieren, das sie schon ein paarmal mit ihrem Körper erlebt hatte und von dem sie ganz aufgeregt geworden war.

Ihre Fingerspitzen glitten an der Innenseite der Beine hinauf, über die sehr feinen Härchen, bis hin zu den Stellen, wo die Haut so weich wie Seide war. Danach begann die Aufregung. Nele berührte die kleine Öffnung zu ihrem Körper nur eben zart und fühlte sofort viele kleine Schauer wie Wellen überall auf ihrer Haut und unter der Haut und noch viel tiefer, ganz und gar in ihrem Inneren.

Das Spiel reizte zur Wiederholung, Nele wurde immer kribbliger, lebendiger beim Streicheln, und mit einemmal merkte sie, daß ihr Körper mitspielte, denn ihre Hände wurden feucht, ein bißchen klebrig von der Flüssigkeit zwischen ihren Beinen.

«Um drei an der Bushaltestelle!» verabredeten Nele und Sabine. Sie wollten zusammen zu Frau Fischer fahren, die die Klasse heute um drei Uhr bei sich zu Hause erwartete.

Der Treppenflur im Haus Nummer 25 in der Max-Beckmann-Straße war noch herrlicher, als Nele es sich ausgemalt hatte. Im Eingang gingen sie über Marmorfliesen. «Ey!» schrie Sabine und drehte eine Pirouette zwischen den goldgerahmten Spiegeln, die rechts und links an der Wand hingen. «Gleich noch mal», sagte Nele, «du mußt besser werden!» Sie beobachtete Sabine beim Tanz, der nächste Sprung gelang, elegant, leicht stand Sabine auf der Fußspitze. Fehlte nur noch Musik. Nele versuchte auch einen Drehsprung, aber sie schwankte, kippte zur Seite, sah sich im Spiegel, wie sie torkelte, nicht wie eine Tänzerin, sondern wie ein Plumpsack. Die Tür ging, eine Gruppe von Jungen und Mädchen aus der

Klasse stürmte ins Treppenhaus. Beifall wurde geklatscht. Peinlich! Sabine und Nele rannten die Treppe hoch und stoppten erst, als sie im dritten Stock atemlos vor der Wohnung anlangten. Auf dem Türschild stand unter drei anderen Namen ‹Anke Fischer›. Sie klingelten.

«Fühlt euch wie zu Hause!» sagte Frau Fischer und gab ihnen die Wohnung zur Besichtigung frei.

Die Schüler liefen in die Wohnküche und stellten Mehl, Zucker, Margarine und was sie sonst zum Kuchenbacken mitgebracht hatten, auf dem Tisch ab. Danach strömten sie in Fischers Zimmer und in das geräumige Gemeinschaftszimmer.

Nele war hingerissen von dieser Umgebung. Sie streckte ihren Kopf in alle Räume, ordentliche, unordentliche, entdeckte Bücher, Musik-Anlagen, Platten, Bilder an den Wänden, Poster, herumliegende Kleidungsstücke, gemachte und ungemachte Betten. Jedes Zimmer war in eigener Art gestaltet. Ganz anders als bei Mathias! Hier wollte Nele sofort wohnen, wenn sie dürfte. Auf das Kuchenbacken verzichtete sie. Wie gut, daß in der Küche nicht alle Schüler Platz fanden. So konnte sie sich in Fischers Zimmer in eine Ecke zurückziehen und die Umgebung genießen.

«In so was ziehen wir später zusammen rein!» sagte Sabine, die Nele gefolgt war und sich im Schaukelstuhl wiegte.

Schön wär's ja, dachte Nele. Sabines Vater verdiente viel Geld, ihre Mutter wollte wieder als Journalistin arbeiten, bestimmt würde auch Sabine später einmal gut verdienen. Aber woher sollte Nele den Reichtum nehmen, um eine so große Wohnung zu mieten und einzurichten? Sie wußte von Sabine, daß Fischers Freunde in der Wohngemeinschaft als Ärztin, Anwalt, Lehrerin arbeiteten. Mit ihrem Realschulabschluß konnte Nele nichts dergleichen werden. Aber heute nachmittag würde sie einfach mal davon träumen.

Der Kuchen, der noch heiß und dampfend auf einem breiten Blech ins Zimmer getragen wurde, roch nach Äpfeln, Nüssen und Zitrone. Zweiundzwanzig Schülerinnen und Schüler versammelten sich in einer Runde auf dem Teppichboden hinter einem Kreis von Bechern und Tassen. In der Mitte glänzte auf dem selbstgebackenen Kuchen der Zuckerguß.

Nachdem die ersten Gebäckstücke vertilgt waren und alle ihren Durst gelöscht hatten, sagte die Fischer: «Wenn es euch gefällt, können wir uns die beiden Caprichos* von Goya dort an der Wand einmal genauer anschauen.»

Ihre Schüler protestierten nicht, wie sie in der Schule protestiert hätten. In der angenehmen Umgebung bei Tee und Kuchen ließen sie sich auf die Kunst von Goya ein. Frau Fischer erzählte vom spanischen Reich um achtzehnhundert, das von Königen regiert wurde und in dem die Kirche mit der Inquisition brutal gegen unliebsame Untertanen vorging, Menschen folterte, verstümmelte, verbrannte. Die beiden Drucke an der Wand hießen ‹Wegen jüdischer Abstammung› und ‹Weil sie eine Liberale ist?› Auf beiden Bildern waren in Ketten gelegte Menschen zu sehen, in deren Gesichtern die erlittenen Qualen zum Ausdruck kamen.

«So was würd ich mir nicht hinhängen!» sagte Andreas.

«Nee, bei dir hängt Otto!» schrie Maik. Er erntete Gelächter. Es tat gut, sich für einen Moment von den düsteren Bildern zu lösen. Aber dann hörten sie wieder Frau Fischer zu, die ihnen die Caprichos beschrieb. Nele lauschte aufmerksamer als die anderen, sie hätte sich an diesem Nachmittag von ihrer Lehrerin sogar einen Vortrag über sämtliche römischen Kaiser angehört.

* Caprichos = Radierungen von Francisco de Goya, in denen der Maler gesellschaftliche Mißstände kritisiert.

Gegen halb sieben wurde das gemütliche Beisammensein jedoch abgebrochen. Frau Fischer mußte noch Geschichtsarbeiten aus der Zehnten korrigieren.

«Sie ist 'ne Emanze!» sagte Sabine auf dem Rückweg zu Nele. «Wohnt in 'ner WG, erzählt uns stundenlang was über Hexenverbrennung, sieht aus wie...»

«Etwa wie 'ne Hexe?»

«Na ja», sagte Sabine, «anders als im Märchenbuch.»

«Stimmt», sagte Nele erleichtert, «ich finde nämlich, daß sie gut aussieht.»

«Ich möchte mal wissen, was die für 'n Freund hat», sagte Sabine.

«Typisch!» lachte Nele.

Am verkaufsoffenen Sonnabend vor Ostern hatte die Mutter sich freigenommen, um mit Nele und Mathias zum Einkaufen in die Stadt zu fahren. Kurz vor dem Aufbruch entschied Nele sich jedoch, in der Wohnung zurückzubleiben. Ihre Mutter hatte ihr frühmorgens eine Strafpredigt gehalten: «Ich arbeite jeden Tag von früh bis spät, und meine Tochter spielt die Prinzessin! Sie macht sich die Hände mit Hausarbeit nicht schmutzig!»

Die Wohnung war am Freitag nicht ausgefegt, das Geschirr nicht gespült und der Mülleimer wieder mal nicht ausgeleert worden. Zu allem Übel aber hatte Nele auch das Treppenhaus nicht geputzt, obwohl sie genau wußte, daß Winters in dieser Woche mit dem Reinigen an der Reihe waren.

Beim Frühstückvorbereiten schimpfte die Mutter, sie spiele zu Hause nur Köchin und Putzfrau, und doch stand Nele bereit und wollte ihr helfen. Aber wenn die Mutter sich ärgerte, nahm sie Hilfe erst recht nicht an. Sie schimpfte auch noch während des Frühstücks, so daß Nele keinen Bissen herunterbrachte. Nun mischte sich Mathias ein. «Hör endlich mit deinem Geschrei auf», sagte er zu seiner Frau. «Du weißt doch, daß es dir nicht gut bekommt!»

Ein Glück, dachte Nele, er bringt alles wieder in Ordnung!

Aber dann sagte Mathias zu ihr: «Deine Mutter schuftet, damit es dir gut geht, und du tust nichts für sie!»

Diese Worte trafen. Nele fühlte sich wie so oft undankbar und schlecht und konnte nichts zu ihrer Verteidigung vorbringen. Aber sie konnte die Arbeit nachholen und das Treppenhaus scheuern. Deshalb verzichtete sie auf den Einkaufsbummel.

Das Holz der Treppenstufen war von schlechter Qualität, dunkelgrau, an vielen Stellen zersplittert und durchgetreten von den vielen Menschentritten seit über fünfzig Jahren.

Nele stellte den Eimer mit Seifenlauge auf den oberen Treppenabsatz und tauchte den Feudel ins Wasser.

Ob ich wische oder schrubbe, dachte sie, es bleibt doch alles häßlich, schmutzig! Sie fing an und klatschte das nasse Tuch auf die erste Stufe, fühlte das rissige Holz unter den Händen, sah den Dreck, der sich tief eingefressen hatte und nun von der Feuchtigkeit aufgenommen wurde. Schnell brachte sie den Feudel wieder ins frische Wasser. Der Schmutz färbte das Wasser dunkel. Ekelhaft!

Nele zog den Feudel heraus und schleuderte ihn auf die nächste Stufe, arbeitete hastig, um das Unangenehme schnell hinter sich zu bringen.

Eine Viertelstunde später wrang sie den Lappen aus. Eine schwarze Brühe füllte nun den Eimer. Nele packte ihn am Griff und trug alles samt Feudel und Scheuerbesen zur Wohnung. In diesem Moment hörte sie Schritte im Treppenhaus. Jemand sprang, immer über mehrere Stufen gleichzeitig, nach oben, und als Nele sich vor der Wohnungstür noch einmal umwandte, sah sie Wolfgang auf sich zukommen, auf Nele, die Putzfrau!

«Sie sind in der Stadt», sagte sie und wollte in die Wohnung entwischen. Aber Wolfgang ließ sich nicht abweisen, sondern kam hinter ihr her.

«Ein erschöpfter Mann bittet um einen Schluck Wasser.» Er nahm ihr den Besen ab und erzählte, während sie hineingingen, daß er im Park gelaufen wäre und deshalb sehr durstig sei. Unter verwirrten Gedanken und Gefühlen ließ Nele ihn im Wohnungsflur stehen, um das Putzwasser im Klo auszuschütten. Sie beruhigte sich erst etwas, als sie Eimer, Besen und Feudel weggeräumt und sich die Hände gewaschen hatte.

Wolfgang war inzwischen, gar nicht schüchtern, an den Kühlschrank gegangen, saß bei einem Glas Mineralwasser am Küchentisch, grinste Nele entgegen und fragte: «Soll ich dir auch einschenken?» Ein zweites Glas stand für sie bereit.

Automatisch ließ Nele sich auf die Eckbank fallen und von Wolfgang bedienen. Heute trug er einen dunkelroten Jogging-Anzug. Er zog sich einen Küchenhocker heran und legte die Füße hoch. Sie steckten in ledernen Turnschuhen. Spezialausführung mit höheren Absätzen. Nele erkannte die Marke, eine von den teuren.

Als Wolfgang ihr das gefüllte Glas hinüberschob, berührte er mit seiner Hand flüchtig die ihre. Sie fühlte ein Kratzen auf ihrer Haut. Seine Fingernägel waren kurz geschnitten, an Daumen und Zeigefinger kaputt, leicht eingerissen. Nele hob den Kopf, sah Wolfgang an, spürte seinen Blick anders als Mathias' Blicke, wärmer, intensiver. Seine Freundlichkeit machte sie gleichzeitig froh, verlegen und sprachlos.

Um so mehr redete Wolfgang, erzählte ihr von seinem Fünf-Kilometer-Lauf kreuz und quer durch den Park.

«Vorm Tischtennis-Turnier muß ich fit sein», sagte er. «Laufen ist die beste Übung.»

«Ich lauf nicht gern lange Strecken», sagte Nele. «Schwimmen mag ich lieber.»

«Gut, gehn wir einmal zusammen schwimmen!» schlug er vor.

Ich und Wolfgang? dachte Nele überrascht, trank einen Schluck Mineralwasser und sagte verwirrt: «Bestimmt haben Sie wegen Ihrer Arbeit nur wenig Zeit!»

«Die nehm ich mir einfach!» Er grinste frech, und Nele gefiel die Vorstellung, daß er einfach von seiner Arbeit weglief, um mit ihr schwimmen zu gehen.

«In meiner Position kann ich mir einige Freiheiten herausnehmen!» sagte er.

Doch Nele mochte es ihm nicht glauben, daß er Lust hatte, mit 'ner Zwölfjährigen rumzuziehen. Gewiß hatte er massenhaft Freundinnen, solche Lehrerinnen wie Frau Fischer zum Beispiel, mit denen er interessante Gespräche führen konnte. Mit Nele, die den Mund nicht aufbekam, fand er es sicher furchtbar öde. Sie trank den Rest des Mineralwassers und starrte in ihr Glas. Wolfgang war viel zu fein für die schäbige Küche bei Winters. Wie er wohl wohnte?

Ihre Neugierde war groß genug, um einen Haufen Fragen aufkommen zu lassen, aber ihre Scheu hinderte sie daran, auch nur eine einzige zu stellen. Schweigen machte sich im Raum breit, bedrückte Nele. Plötzlich hielt sie es nicht mehr aus, mit Wolfgang allein zu sein.

«Vor drei kommen sie bestimmt nicht nach Hause», sagte sie.

«Na, dann will ich dir nicht mehr länger zur Last fallen.»

«Ach nein!» protestierte Nele beschämt. «Sie sind mir nicht lästig.»

Wolfgang erhob sich, und Nele stand auch auf.

«Es bleibt also dabei, daß wir schwimmen gehn?» fragte er und schlenderte mit ihr zusammen langsam zur Tür.

Plötzlich fand Nele sich neben ihm gar nicht mehr so klein.

«Ja», sagte sie, «wenn Sie mal frei haben!»

Beim Verabschieden gab er ihr die Hand.

«Ein wunderbarer Ring!» Er hob ihre Hand in die Höhe, um die Silberschlange zu betrachten. «Was bedeutet er?»

«Was Besonderes», sagte Nele.

«Geheimnisvoll!»

Wolfgang stand schon im Treppenflur, da fragte Nele: «Soll ich Mathias was bestellen?»

«Nicht nötig! Eltern brauchen ja nicht alles zu wissen!»

Das klang richtig gut! So als hielte Wolfgang diese halbe Stunde mit Nele beim Mineralwasser für etwas, das nur ihnen beiden gehörte, aus dem die Mutter und Mathias ausgeschlossen sein sollten.

Behutsam drückte sie die Tür ins Schloß, hörte die Treppenstufen unter Wolfgangs Sprüngen ächzen und knarren. Sie lehnte sich mit dem Rücken gegen die Wand, atmete tief ein und wieder aus, fühlte ihr Herz klopfen. Der Schlangenring glänzte an ihrer Hand. Sabines Weihnachtsgeschenk hatte ihr Glück gebracht. Wolfgang fand den Ring schön. Sicher umschwirrten ihn in seinem Büro die schönsten Damen in den neuesten Moden, mit Brillanten an den Händen, um den Hals und in den Ohrläppchen, wie in den Illustrierten. Aber er machte sich nichts aus dieser herrlichen Damenwelt, liebte das einfache Leben, wollte mit einer Schülerin schwimmen gehen.

Ob sie Sabine anrufen sollte? Es wäre wunderbar, ihr am Telefon mitzuteilen: «Ich hab mich verliebt!» Und Sabine würde höchst erstaunt fragen: *«Duu?»*, weil sie natürlich nicht glauben konnte, daß ausgerechnet Nele einen abgekriegt hätte. Aber wenn sie dann erführe, daß ein bedeutender

Mann auf Nele aufmerksam geworden war, würde sie vor Überraschung platzen.

Aber Nele rief ihre Freundin nicht an. Zwischen ihr und Wolfgang war es anders als zwischen Sabine und ihren Schwärmen, nicht so kindisch, sondern ernster, erwachsener. Deshalb konnte Nele nicht gefühlvoll durchs Telefon verkünden: «Ich hab mich verliebt!» Was würde Wolfgang dazu sagen? Nein, Nele konnte nicht herumposaunen, was zwischen ihr und Wolfgang passierte.

Im Alltagstrott der nächsten Tage vergingen ihr die Flausen. Sie vermutete, daß auch Wolfgang Besseres zu tun hatte, als seine Gedanken an eine Schülerin zu verschwenden.

Aber in der zweiten Woche nach seinem Kurzbesuch rief er zu ihrer größten Überraschung bei ihr an.

«Wolfgang Klemke!» meldete er sich. «Hallo, wie geht's?»

«Gut!» sagte Nele prompt. «Wolln Sie Mathias sprechen?»

«Ich kann auch mit dir reden.»

Seine Stimme klang anders durchs Telefon, heller, und er sprach sehr schnell.

«Mathias kommt erst um fünf», sagte Nele.

«Ich weiß», sagte er und nach einer kleinen Pause: «Was machst du gerade?»

«Schularbeiten!»

«Ich auch!»

Nele lachte. «Sie doch nicht!»

«So was Ähnliches. Ich muß einen Versicherungsvertrag vom Englischen ins Deutsche übersetzen.»

«Das könnte ich nicht!»

«Keine Kunst», meinte er, «du brauchst nur 'ne Anzahl von Vokabeln, und die suchst du dir aus'm Lexikon raus.»

«Ich brauch andere», sagte Nele. «Wir lesen in Englisch Gespenstergeschichten.»

«*Ihr* habt es *gut*!»

«Jetzt schwindeln Sie aber!»

«Ehrlich», beteuerte Wolfgang, «Gespenstergeschichten sind viel spannender als Versicherungsverträge!»

Unmöglich, daß er sie beneidete! Immerhin verdiente er sich mit seinen langweiligen Versicherungsverträgen das dicke Geld, konnte sich 'n tolles Auto kaufen und alles.

«Nach dem Schwimmen erzählst du mir 'ne Gespenstergeschichte, abgemacht?»

Er wollte also wirklich mit ihr schwimmen gehen!

Ob sie am Freitag Zeit hätte?

«Aber Freitag ist doch Tischtennis-Training?»

«Laß nur Mathias trainieren. Wir treffen uns um vier vor dem Sportzentrum! »

«Ja», sagte Nele, obwohl sie es sich überhaupt nicht vorstellen konnte.

«Übrigens kannst du mich Wolf nennen. So heiß ich bei meinen Freunden!»

Nele legte den Hörer auf und starrte den Apparat an.

«Wolf», sagte sie zaghaft. Ihre Stimme klang fremd, so fremd, wie der Name des Mannes. Sie hob den Hörer wieder ab. Das Freizeichen tönte.

«Hallo, Wolf! Hier spricht Nele!»

Am Tag vor dem Treffen mit Wolfgang fragte Sabine: «Hast du unseren Flötenunterricht vergessen?»

Ja, dachte Nele schuldbewußt. Seitdem sie Wolfgang kannte, war sie mit ihren Gedanken oft abwesend.

«Soll ich heute kommen?»

«Ich bring dir ‹Engels Nachtegaeltje› bei, ein Wunder!» sagte Sabine hingerissen.

«Engels Nachtigall?» fragte Nele.

«Es ist ein holländisches Lied und leicht zu spielen, du wirst schon sehen!!»

Pünktlich um sechs stand Nele mit Flöte und Flötenbuch bei Sabine im Zimmer. Aber sie mußte sich noch gedulden, bis sie von Sabine die holländische Nachtigall vorgeführt bekam. Zuerst erfuhr sie etwas Trauriges. «Ich hab Liebeskummer!» rief Sabine mit verheulten Augen, und sofort liefen ihr neue Tränen übers Gesicht.

«Etwa wegen Tarzan?»

«Dieses Schwein!» sagte Sabine und heulte noch mehr.

«Was hat er denn gemacht?»

«Nichts!» heulte Sabine.

Wer sollte das verstehen! «Nun erzähl mal der Reihe nach.»

«Wir haben uns jeden Tag bei der Zeitungsbude getroffen.»

«Und was habt ihr gemacht?»

«Meistens ist er mit Bernd und Alex gekommen.»

«Und was habt ihr gemacht?»

Sabine heulte.

War sie von den Jungen schlecht behandelt worden? «Die drei sind ziemlich dämlich», sagte Nele.

«Nein!» widersprach Sabine. «Wir haben rumgestanden, geredet, und wir haben uns auch Weingummis gekauft.»

«Jetzt versteh ich überhaupt nichts mehr!»

«Einmal», Sabine griff sich ein Taschentuch, schneuzte sich geräuschvoll und warf das Tuch zu den anderen auf ihrem Kopfkissen. «Einmal ist er allein gekommen!»

«Und was habt ihr gemacht?»

«Es war schon dunkel.»

Nele gab Sabine noch ein Taschentuch.

«Ich dachte, wir könnten uns nun endlich mal küssen», sagte Sabine, «ohne die anderen.»

Geduldig wartete Nele auf das spannende Ende der Geschichte.

«Du kannst dir nicht vorstellen», heulte Sabine, «wie bescheuert er sich angestellt hat!»

Doch, dachte Nele, das kann ich mir gut vorstellen. «Von dem würd ich mich nicht küssen lassen», sagte sie. «Wolln wir jetzt Flöte spielen?»

Sabine seufzte tief. «Du», sagte sie, «du bist immer so cool. Du willst dich wohl nie küssen lassen!»

«Und warum hat du *ihn* nicht geküßt?» fragte Nele.

«Solln wir vielleicht immer alles machen, und die stehen bloß blöde rum?!»

Endlich war Sabine wieder richtig wütend und voller Energie, so wie Nele sie gern hatte. Endlich konnten sie ‹Engels Nachtegaeltje› spielen!

Sabine zeigte Nele die Noten, die sie für die Freundin fotokopiert hatte. «Er heißt Jacob van Eyck und hat es im siebzehnten Jahrhundert auf dem Friedhof gespielt.»

«Traurig», sagte Nele.

«Nee, überhaupt nicht! Er hat die Leute fröhlich gemacht! Meine Lehrerin hat mir das Stück vorgespielt. Es klingt wie 'ne Nachtigall!»

«Viel zu schwer», sagte Nele, «jedenfalls für mich.»

«Wir probieren es einfach!» befahl Sabine, legte das Notenblatt auf den Ständer, griff sich ihre Flöte und spielte die ersten Takte, langsam und auch noch nicht perfekt. Anschließend zeigte sie Nele die ersten Griffe. «Stell dich vor die Noten, damit du siehst, was du spielst», sagte sie.

Die Grundkenntnisse beherrschte Nele schon, sie konnte die Tonleiter spielen, wußte, wie sie der Flöte mit ihrem Atem

Töne entlocken konnte. Aber sie würde hart arbeiten müssen, um ‹Engels Nachtegaeltje› zustande zu bringen. Das merkte sie bereits bei den ersten Tönen.

Sie übte und ließ sich von Sabine wieder und wieder die Griffe vorführen. Dabei sah sie die geröteten Augen, die feuchten Wimpern der Freundin, las das ganze Elend in Sabines Gesicht, und alles wegen einem eingebildeten Typ, der sich wie Tarzan vorkam.

Mit Wolfgang verglichen, war er lächerlich. Wolfgang leitete eine Abteilung , er hatte den Führerschein und bestimmt war er auch mit tollen Leuten befreundet. Ganz sicher stand er nicht blöde an der Zeitungsbude rum.

Als Sabine beim vierten Takt wieder die Fassung verlor und ihre Tränen auf die Flöte tropften, sagte Nele: «Laß den Affen sausen. So 'ne Klassefrau wie du steht dem doch gar nicht zu!»

«Wir machen nächste Woche weiter», sagte Sabine schluchzend, «heute bin ich nicht zu gebrauchen.»

«Gut», stimmte Nele zu. Nächste Woche war Sabine vielleicht schon wieder neu verliebt.

Als Nele ihre Flöte einpackte, überlegte sie für einen Moment, der Freundin von Wolfgang zu erzählen. Sie fand aber nicht die richtigen Worte. Wolfgang hatte ganz und gar nichts von Tarzan, nicht mal was von Philip aus der Zehnten. Deshalb konnte sie mit Sabine nicht über ihn reden.

Auch Mutti und Mathias erfuhren nichts von Neles neuer Bekanntschaft. Bei Winters kam es selten zu persönlichen Gesprächen. Mutti hatte wenig Zeit und Ruhe, unmöglich aber erschien es Nele, mit Mathias darüber zu reden.

Schon um Viertel vor vier wartete sie am Freitag mit ihren Badesachen oben auf der Treppe vor der Eingangstür, weil sie von dort alle Ankommenden deutlich erkennen konnte. Wolfgang traf um fünf nach vier ein. Er kam nicht mit seinem Auto, sondern mit dem Fahrrad, einem silbergrauen Rennrad. Er trug auch nicht seinen Jogging-Anzug, sondern Jeans und Anorak. Sein Badezeug klemmte auf dem Gepäckträger. Er schaute sich suchend um, entdeckte Nele auf der Treppe, lachte und winkte ihr zu. Als er zu ihr hinauflief, sah sie seinen neuen Haarschnitt: kürzer ging's nicht!

«Hallo!» Er legte ihr freundschaftlich den Arm um die Schultern und führte sie zu den Automaten mit den Eintrittskarten.

«Du bist selbstverständlich eingeladen», erklärte er und hatte, bevor sie protestieren konnte, schon ein Zwei-Mark-Stück für die Schülerkarte eingeworfen. Er strahlte sie an, freute sich offensichtlich aufs Schwimmen, aber Nele war verwirrt. Kleiner als er, schmächtiger, stand sie neben ihm in der Eingangshalle, unsicher durch die lässige Art, mit der er alles organisierte.

«Wir treffen uns gleich im Wasser», sagte er und strebte zu den Kabinen der Männerabteilung.

In diesem Moment wäre Nele am liebsten wieder umgekehrt. Wolfgang war so groß, so bedeutend, gegen ihn war sie nichts, eine Schülerin, die nicht mal gut schwimmen konnte.

Langsam ging sie den Gang zwischen den Kabinen entlang, suchte eine freie zum Umkleiden. Sie war oft mit Sabine hier gewesen, kannte den Geruch, eine Mischung aus Dünsten vieler feuchter Körper, Badezeug und Desinfektionsmitteln. Auch das Rufen und Kreischen, das von den gekachelten Wänden widerhallte, gehörte zum Badevergnügen, in dem Nele sich gewöhnlich lange wohl fühlen konnte. Heute fühlte sie sich jedoch anders, nicht dazugehörig wie sonst mit Sabine und den anderen, sondern so allein mit einem Mann. Sie mußte daran denken, wie sie ihm gleich in der Schwimmhalle begegnen würde, nur mit ihrem Badeanzug bekleidet.

In der Kabine brauchte sie lange, um aus dem Zeug zu schlüpfen und das blaue Stück Baumwollstoff überzuziehen, das Bauch, Po und Brust bedeckte und von einem Band um den Nacken festgehalten wurde. Anschließend verstaute sie die Tasche mit ihrer Kleidung im Schrank Nummer 28 und beschäftigte sich umständlich damit, das Lederband mit dem Schrankschlüssel daran an ihrem Handgelenk zu befestigen.

In der Dusche säuberte sie sich so gründlich wie noch nie, stellte sich wieder und wieder unter die Brause, um den Seifenschaum abzuspülen. Wolfgang würde inzwischen im tiefen Wasser schwimmen, so daß sie ihn in der Menge der Badenden treffen würde und nicht etwa an der Tür zur Schwimmhalle oder am Beckenrand.

Endlich gab sie sich einen Ruck, drehte die kalte Brause mit dem harten Strahl auf und ließ sich kräftig durchkühlen. Danach lief sie schnell in die Halle hinaus und stürzte sich, ohne nach Wolfgang Ausschau zu halten, an der ersten freien Stelle mit einem Kopfsprung vom Beckenrand ins Wasser.

Sie war aber beobachtet worden, denn kaum tauchte sie auf, schwamm jemand unter Wasser heran und strich leicht an ihren Beinen entlang. Sie fühlte ihn wie einen großen Fisch um sich herumkreisen, ganz dicht an ihrem Körper erschien er an der Oberfläche, schnaufte Wasser aus Mund und Nase.

«Schöne Meerjungfrau», sagte Wolfgang, «du springst ja wie ein Profi!»

«Ach, es geht», sagte Nele schüchtern. Wolfgang war ihr so nahe, mit nassen, angeklebten Haaren. Sie sah seine vom Chlor geröteten grauen Augen, umgeben von blonden Wimpern, aus denen ihm Wassertropfen die Wangen hinunterliefen. Er holte tief Luft, tauchte noch einmal tief und kam prustend wieder nach oben. «Los!» befahl er, «schwimmen wir um die Wette!»

Das schaff ich nicht, er ist schneller als ich, dachte Nele. Doch er schwamm schon voran, wandte nach einigen kräftigen Zügen den Kopf zurück, um festzustellen, ob sie hinterherkäme. In diesem Moment hörte sie über sich Jungenstimmen rufen und lachen. Drei schwarzhaarige Schwimmer in schwarzen Badehosen schubsten sich gegenseitig und plumpsten in ihrer Nähe ins Wasser, versperrten ihr die Bahn, trieben Faxen, tobten, spritzten mit Wasser um Nele herum und beobachteten gespannt, ob sie sich ärgerte. Doch Nele war ganz im Gegenteil erleichtert, als sie durch die Jungen von Wolfgang abgedrängt wurde, in die Mitte des Schwimmbekkens geriet und sich schließlich auf der anderen Seite in einer Mädchengruppe wiederfand, die unter Anleitung des Schwimmeisters nach Ringen tauchte.

«Raus hier!» schrie der Bademeister. «Hast du keine Augen im Kopf?!» Tatsächlich war dieser Bereich durch ein Seil abgesperrt. Im Trubel hatte Nele die Grenze nicht beachtet. Sie tauchte unter dem Tau zurück, blickte sich nach Wolfgang um und sah ihn weitab, bei den Sprungbrettern, aus dem Wasser steigen. Er blieb an der Treppe stehen, ein mittelgroßer Mann mit leicht herabfallenden Schultern und auffallend heller Haut im Vergleich zu den anderen Männern im Bad.

Wolfgang suchte mit den Augen die Wasserfläche ab, entdeckte Nele endlich im Gewimmel der Schwimmer und machte ihr Zeichen in Richtung des Ein-Meter-Brettes. Er lief hin und stellte sich als Letzter in der Schlange der Wartenden an. Mal sehen, was er macht! dachte Nele neugierig, sah die Leute nacheinander mit flachem Startsprung, Köpfer oder mit den Füßen voran ins Wasser springen. Dann war Wolfgang an der Reihe, stellte sich vorn aufs Brett, wippte und flog mit einem Hechtsprung in ihre Richtung. Nele wich zurück bis zum Beckenrand, doch im Nu tauchte er schon ganz nahe bei ihr aus dem Wasser auf.

«Ein schlechter Sprung!» stellte er unzufrieden fest. «Jetzt bist du dran!»

«Ich kann nicht», sagte Nele schnell, «es sind zu viele Leute im Wasser!» Aber in Wahrheit war es wegen Wolfgang, daß sie nicht konnte. Sie brachte es einfach nicht fertig, mit ihm wie mit Sabine, Tarzan, Katja oder Boris zusammen zu sein, Quatsch zu machen, zu spielen, zu toben.

«Tu's mir zuliebe», bat er. «Du springst besser als ich, ich hab's vorhin gesehn!»

Und als sie den Kopf schüttelte. «Du kannst mir noch was beibringen. Ich geh viel zu selten ins Schwimmbad!»

Ich *ihm* was beibringen? Das glaubt er ja wohl selbst nicht!

«In der Schule», sagte er, «warn die anderen immer besser im Sport als ich.»

Aber jetzt spielt er Tischtennis im Sportverein und rennt kilometerweit durch den Stadtpark!

«Sie mochten mich nicht, haben mich 'n Streber genannt!»

Nele wußte, was es bedeutete, Streber zu sein, *gern* in die Schule zu gehen, so wie sie selbst es tat, weil sie es zu Hause nicht aushielt und viel lieber die meiste Zeit in der Schule zubrachte.

Wolfgang tauchte zum Grund und kam prustend wie ein Walroß wieder an die Oberfläche. «Sie können gut tauchen», sagte Nele.

«Kein Wunder, wenn *du* mit mir schwimmen gehst! Allein macht es keinen Spaß!»

Allein? dachte Nele und ihr fiel ein, daß er ja keine Frau und keine Kinder hatte, vielleicht auch keine Freundin und keinen Freund? Denn Mathias mochte ihn nicht leiden, da war sie ganz sicher. Sein Alleinsein rührte sie plötzlich in einer merkwürdigen Weise.

«Übrigens haben wir uns am Telefon schon geduzt», sagte Wolfgang. Da stieß Nele sich vom Beckenrand ab, schwamm auf die Treppe zu, stieg hoch und lief zum Sprungbrett. Sie ahnte, daß Wolfgang ihr von unten mit seinen Blicken folgte. Warum sollte sie ihm eigentlich nicht ihren besten Startsprung vorführen, wenn ihm soviel daran lag?

«Toll!» lobte Wolfgang, als sie vor ihm auftauchte, und Nele freute sich. Sie war noch nie von einem Mann bewundert worden.

«Du bist mir noch eine Gespenstergeschichte schuldig», sagte Wolfgang zu Nele, als sie beide kurze Zeit später das Schwimmbad verließen. Nele wollte sich eben verabschieden und nach Hause oder zu Sabine verschwinden.

«Am besten gehn wir ins Café *Lessing*, sie backen dort einen leckeren Apfelkuchen!»

Lessings Gebäck hatte Nele oft im Vorübergehen im Schaufenster ausgestellt gesehen. Es war für ihr mageres Taschengeld viel zu teuer.

«Ich hab kein Geld», sagte sie. «Ich geh dann also!»

«Kommt gar nicht in Frage!» widersprach Wolfgang, während sie zu seinem Fahrrad gingen. «Natürlich bist du eingeladen ... außerdem freu ich mich schon so lange auf deine Gespenstergeschichte.»

Nele zögerte. Sie ging nie in solche vornehmen Cafés.

Aber Wolfgang setzte ihr Einverständnis einfach voraus, schob mit dem Fahrrad los und erwartete, daß sie neben ihm herlief. Verwirrt und aufgeregt folgte sie ihm.

Schon die große Eingangstür beeindruckte Nele. In die Glasfenster waren oben Blumenmuster eingeschliffen, und beim Aufschwingen der Tür fegten unten weiche Besen über den Boden. Kaum trat sie ein, versank sie mit ihren Turnschuhen in der weichen Wolle eines dunkelroten Teppichs. Was für kostbare Möbel! Sofas und Sessel gepolstert und mit Brokat bezogen, Tische mit Marmorplatten, und erst das Geschirr aus feinstem Porzellan, mit Goldrand und bunten Figuren verziert!

«Wir nehmen meinen Lieblingsplatz hinten neben der Palme», sagte Wolfgang und steuerte zu dem bequemen Sofa, in das er sich mit wohligem Stöhnen hineinfallen ließ. Nele setzte sich auf den Sessel gegenüber steif auf die Sitzkante. Die Eleganz um sie herum schüchterte sie ein, während Wolfgang es sich im Sofa gemütlich machte, aus der Hosentasche eine Packung Zigaretten holte, dazu ein silbernes Feuerzeug, und beides auf die Marmorplatte legte. Wieder fielen Nele seine kurzen Finger mit den rissigen Nägeln auf. Sie öffneten die Schachtel, zogen ein Stäbchen heraus und schoben es zwischen die Lippen. Wolfgang zündete die Zigarette an und winkte dabei mit einer lässigen Handbewegung die Bedienung heran.

«Die Karte bitte!» Er blies einen schmalen Rauchfaden zu Nele hinüber, lächelte ihr zu, reichte ihr die Karte, die ihm wie im Flug gebracht worden war, und sagte: «Such dir das Beste aus!»

Nele blätterte und blätterte die Karte Seite für Seite durch, entdeckte ‹Warme und kalte Speisen›, ‹Warme und kalte Getränke›, ‹Suppen›, ‹Frühstück›, ‹Eis›, ‹Spezialitäten des Hauses› und alle Arten von Torten und Kuchen. Ich werd verrückt! dachte sie. Die Namen der Speisen und Getränke und vor allem die Preise tanzten ihr vor den Augen. Unmöglich, sich aus diesem Überfluß teurer Angebote etwas auszusuchen!

«Laß mich nur machen!» sagte Wolfgang schließlich. «Wir nehmen Apfelkuchen», und er bestellte zwei Riesenstücke mit Sahne, eines für Nele und eines für sich, dazu Kaffee und für Nele Cola.

Der Kuchen schmeckte so süß und saftig, wie er aussah. «Mutti wäre neidisch, wenn sie sehen könnte, was ich hier esse», sagte Nele.

«Wir werden sie lieber nicht neidisch machen!» erwiderte Wolfgang bestimmt. Er zog eine neue Zigarette aus der Schachtel und zündete sie an. «Ich finde, dieses Café sollte unser Geheimnis bleiben!» Bei diesen Worten blickte er sie in einer seltsam eindringlichen Art an. Schauer huschten über Neles Haut, und sie senkte ihren Blick, starrte auf den Silberring an ihrer Hand, auf den winzigen Schlangenkopf.

«Was hältst *du* von Geheimnissen?» hörte sie Wolfgang fragen. Als sie wieder aufsah, lächelte er ihr verschmitzt zu, so als planten sie beide einen Streich.

Keinen Streich gegen ihre Mutter! Aber vielleicht gegen Mathias. Er war neidisch, auf die Flöte, auf das Schachspiel und auch auf Wolfgangs bessere Stellung im Beruf. Nele stopfte sich eine Gabel voll Apfel-Rosinen-Nüsse-Teig-Sahne-Kuchen in den Mund, nickte und probierte auch ein pfiffiges Lächeln.

«Gut», sagte er vergnügt, «von jetzt an sind wir Kumpels!» Mathias würde nie ein Kumpel sein. Er gönnte Nele nichts. Aber Wolfgang gönnte ihr viel, war mit ihr in dies teure Café gegangen. Er war großzügig, viel netter als Mathias.

Bei einer dritten Zigarette fragte Wolfgang, wie es nun mit der Gespenstergeschichte wäre, die Nele ihm erzählen wollte.

«Ich kann nicht gut erzählen.»

«Das glaub ich nicht», sagte Wolfgang.

«Doch! Im Mündlichen steh ich zwischen vier und fünf.»

«In allen Fächern?»

«Nicht in Geschichte bei Fischer.»

«Na also», sagte Wolfgang, «es gibt doch immer mal 'n guten Lehrer, bei dem die Schule Spaß macht!»

«'ne Lehrerin», sagte Nele. «Sie wohnt in 'ner Wohngemeinschaft.»

«Aha, *so* eine!»

Nele sah Wolfgang neugierig an. «Wohnen Sie auch in 'ner Wohngemeinschaft?»

Darauf antwortete Wolfgang nicht, sondern er fragte: «Wohnt sie mit vielen Frauen und Männern zusammen?»

«Zu viert.»

«Hm.»

«Sie ist 'ne prima Lehrerin!»

«'ne Emanze!»

Aus seinem Mund klang das Wort anders als aus Sabines Mund. Mochte er ‹Emanzen›? Er mußte sie mögen, nett, wie er war, nett, wie Frau Fischer war!

«Wann sehen wir uns wieder?» fragte er in ihre Gedanken hinein, während seine Hand einen Geldschein unter die Rechnung schob, die auf einem Silberteller vor ihm lag.

Ihn wiedersehen?

«Wieder zum Schwimmen?» fragte Nele.

«Oder wir gehen ins Kino!»

Nele kannte die meisten Filme nur aus dem Fernsehen, manchmal zu Hause, öfter bei Sabine. Kino dagegen war etwas Besonderes, wegen der breiten Leinwand und den fast lebensgroßen Schauspielern. Und wegen der Handlung, in die Nele sich, weil sie so nahe war, besser hineindenken konnte, und wegen der vielen Menschen im Saal, ganz anders als beim Fernsehen. Aber Kino kostete eine Menge Geld.

«Im ‹Ufa-Palast› spielen sie zwölf verschiedene Filme», sagte Wolfgang.

«Ich hab noch keinen gesehen.»

«Abgemacht! Dann gehn wir nächsten Freitag um dieselbe Zeit wie heute ins Kino!»

Als sie das Café verließen, fing Nele an nachzugrübeln, wie sie sich bis Freitag zehn Mark beschaffen könnte.

Beim Verabschieden sagte Wolfgang: «Glaub ja nicht, daß ich auf die Gespenstergeschichte verzichte! Eines Tages wirst du sie mir erzählen!»

«Vielleicht», sagte Nele und lachte.

Wichtiger als Gespenster waren Neles Geldsorgen.

Heute riß sie nicht die Haustür auf und stürmte die Stufen hinauf, um möglichst rasch in den zweiten Stock zu gelangen und an Sabines Tür zu läuten. Sie stieg Stufe um Stufe nach oben und machte zwischen Parterre und erster Etage plötzlich halt. ‹Du bist ohne mich schwimmen gegangen?!› würde Sabine erstaunt feststellen, wenn sie Neles Badezeug entdeckte. Dann würde Nele ihr von der Verabredung mit Wolfgang erzählen müssen, und Sabine würde in Bewunderung über so einen Mann, der sich für Nele interessierte, Augen und Ohren aufreißen.

Sie setzte sich wieder in Bewegung, nahm zwei Stufen und noch zwei, dann kehrte sie wieder um. Gespannt wie ein Flitzbogen würde Sabine darauf warten, daß Nele ihr die Erlebnisse mit Wolfgang in allen Einzelheiten berichtete. Liebevolle Gefühle für die Freundin drängten Nele nach oben, verwirrte, ängstliche hielten sie im Treppenhaus fest, das ihr mit einemmal verändert erschien.

Sie lehnte mit dem Rücken am Treppengeländer und starrte auf die Wohnungstüren, die mit je einem kleinen Glasauge zu ihr herüberspionierten. Sabine würde genau wissen wollen, wie Wolfgang aussähe. Er war viel schöner als der pickelige Tarzan.

Stimmen, Schritte hinter einer der Wohnungstüren erschreckten Nele. Was würden die Leute denken, wenn sie herauskämen und sie hier herumlungern sähen?

‹Ist es einer aus der Zehnten?› würde Sabine fragen, ‹aus der Elften?, aus 'ner anderen Schule?›

In dem Moment, als Nele in Gedanken damit herausrückte, daß Wolfgang über dreißig und berufstätig sei, ging das Licht im Treppenhaus aus. Da flüchtete Nele zum erstenmal vor einem Treffen mit Sabine, rannte aus dem Haus und legte einen Abstand von zwei Straßen zwischen sich und ihre beste Freundin. Sie wußte, daß sie mit Sabine nicht über Wolfgang sprechen konnte. Die Begegnung mit ihm mußte ein Geheimnis bleiben.

Zu Hause, im Zimmer, legte sie wie gewohnt das blaue Tuch auf den Tisch am Fenster und setzte sich hin, um Schularbeiten zu machen. Ihre Blicke wanderten von den Büchern zu den Fenstern des gegenüberliegenden Hauses, wo sie innehielten. Nele dachte an das Schwimmbad, an den Geruch, hörte das Geschrei der Badenden, sah vor sich das blaßblau schillernde Wasser und Wolfgang, einen Meermann aus den Fluten, einen hellen Mann, blaß in Neles Gedanken, fremd. Sie schaute sich in ihrem Zimmer um und dachte daran, wieviel feiner, gemütlicher, kostbarer Zimmer und Möbel im Café *Lessing* waren, wo Wolfgang sich bewegte, als gehöre er dorthin. Er mußte annehmen, auch Nele gehöre dahinein, denn er hatte sie mitgenommen.

In Mathias' Wohnung gehörte sie nicht, sie wohnte hier nur. Das elegante Café mit dem weichen Teppich dagegen war wie ein Schloß, und wenn Nele auch nicht wagte, es ganz für sich zu beanspruchen, so konnte sie doch ein bißchen davon träumen.

Allerdings spielte Wolfgang in dem Traum eine Rolle. Man mußte bezahlen, wenn man hinein wollte. Woher sollte Nele das Geld nehmen, woher sollte sie das Geld für den Kinobesuch am nächsten Freitag nehmen?

Sie schlug das Geschichtsbuch auf. Jean-Jacques Rousseau. Was für ein Name! Frau Fischer hatte ihn an die Tafel geschrieben und ihn der Klasse dreimal richtig vorgesprochen. Allein im Zimmer, traute Nele sich, den Namen laut zu wiederholen. Französisch klang wie Musik. Sie würden in Geschichte noch mehr französische Wörter lernen, die Bewegung der Aufklärung, die Fischer mit ihnen durchgenommen hatte, war in Frankreich entstanden. Fischer meinte, die Geschichtsbücher steckten voller Männernamen, leider könnte sie daran nichts ändern. Sie wollte aber neben dem Schulbuch noch andere Texte besorgen, in denen von Frauen die Rede war, besonders in der Zeit der Französischen Revolution. Daraufhin gab es wieder großes Protestgeschrei in der Klasse. Was sollten sie noch alles lernen!

Nele mochte Frau Fischer und deshalb mochte sie auch ihre Frauentexte, ob zur Hexenverfolgung oder zur Französischen Revolution.

Kaum hatte Nele die erste Seite im Geschichtsbuch durchgelesen, geriet wieder der heutige Nachmittag mit Wolfgang in ihre Gedanken. Im Café *Lessing* konnte sie sich auch Frau Fischer gut vorstellen. Am schönsten wäre es, wenn sie alle drei dort bei Apfelkuchen zusammensäßen: Frau Fischer, Wolfgang und Nele. Aber Nele war sich nicht sicher, ob Wolfgang und Frau Fischer sich verstünden.

Kurz nach neun packte sie Bücher und Hefte in ihre Schultasche und lief in die Küche hinüber. Sie trank vom Tee, den die Mutter auf dem Stövchen bereitgestellt hatte, nahm sich zwei Brote mit Käse und Schinken und schlenderte zum Wohnzimmer.

«Es gibt einen Spionagefilm», sagte die Mutter mit einladendem Lächeln. Nele schüttelte den Kopf. «Ich geh schlafen.»

Die beiden konnten ja nicht wissen, daß sie heute etwas viel Aufregenderes als Spionage erlebt hatte, auch was Geheimes.

Nele wollte ihr Erlebnis mit ins Bett nehmen.

Im Traum in dieser Nacht befand Nele sich in einer Steppenlandschaft, die ins Unendliche zu führen schien. Nele lief und lief mit hoher Geschwindigkeit, flog leichtfüßig über die Landstraßen, entlang an Feldern, Viehweiden und Wiesen mit duftenden Blumen. Sie sehnte sich nach dem Meer, das am Horizont liegen sollte, dort, wo die Sonne wie ein riesiger roter Ball leuchtete. Das Laufen ermüdete sie nicht, sondern beflügelte sie, und die Luft streichelte warm und weich ihr Gesicht. Nele fühlte, sie könnte immer so weiterfliegen, doch sie bewegte sich unaufhaltsam auf ihr Ziel zu, kam näher und näher. Endlich hörte sie das Meer, sah es zwischen zwei Hügeln auftauchen, zuerst einen kleinen Teil, dann mehr und mehr. Sie beschleunigte ihre Geschwindigkeit, konnte es gar nicht mehr erwarten, das Wasser um sich herum zu spüren, ganz und gar hineinzutauchen, aber plötzlich mußte sie ihren Lauf stoppen, denn der Weg endete an einer Felskante. Nele war viele Meter hoch über dem Meer angelangt. Der schroffe Felsen führte steil in den Abgrund. Eine Weile starrte sie gebannt in die Tiefe, dann zog sie sich vorsichtig zurück und hockte sich ins Gras. Die Sonne tauchte langsam ins Meer und machte den Himmel abendrot.

Nele aber erwachte in Mathias' Wohnung, wo es weder Meer noch Sonne gab und keine Weite, sondern nur die braune Tapete.

Montag in Englisch erlebte Frau Paulsen eine Überraschung. Nele beteiligte sich ohne Aufforderung am Unterricht und erzählte, genau wie die anderen, eine Weekend-Story. «On sunday I met my father», sagte sie in flüssigem Englisch. «We went by bus to the city, in order to visit the cinema. We wanted to see the film ‹East of Eden›.»

Frau Paulsen nickte Nele anerkennend zu und machte, während Nele weitersprach, eine Eintragung – bestimmt eine gute – in ihrem Notizbuch.

Dienstag schrieb Nele vor dem Schlafengehen in ihr Tagebuch:

> Heute hat Wolfgang angerufen und gefragt, welchen Film ich mir wünsche. Er will in den Programmen ein Kino suchen, wo sie ‹Jenseits von Eden› spielen.

Mittwoch fuhr Nele um sechs mit dem Fahrrad zum Supermarkt, um die Mutter abzuholen. Einmal in der Woche machte sie Großeinkauf. Nele wollte helfen, die Lebensmittel nach Hause zu tragen. Sie wartete vor dem Geschäft und sah die Angestellten herauskommen. Nach dem anstrengenden Arbeitstag hatten sie es eilig, nach Hause zu kommen. Viele sahen erschöpft aus. Sie hatten acht Stunden lang Flaschen, Dosen, Gläser, Brote, Obst und Gemüse in die Gänge gekarrt, in Regale gepackt oder an den Kassen auf dem Laufband an sich vorbeiziehen lassen.

Nele hatte ihre Mutter schon öfter an der Kasse besucht. In einem stetigen Strom karrten die Kunden den ganzen Tag lang ihre Waren heran. Frau Winter prüfte sie Stück für Stück, tippte Preise ein und kassierte am Ende die Summe. Sie mußte immer wach, konzentriert arbeiten, um keine Fehler zu machen, denn sonst stimmte abends die Abrechnung nicht.

Heute trug die Mutter drei Taschen nach draußen. «Na, mein Kind?!» sagte sie und lächelte Nele müde zu.

Sie hat wieder Kopfschmerzen! Nele nahm ihr zwei Taschen ab. Als sie langsam zum Fahrrad ging, spulte sich wie eine Filmszene der letzte Freitag im Café *Lessing* in ihren Gedanken ab. Sie wuchtete eine der Taschen auf ihren Gepäckträger, hängte die andere an die Lenkstange, und während sie, so beladen, neben der Mutter nach Hause zog, sah sie sich neben Wolfgang im Sessel vor der Apfeltorte sitzen. Sie fand auch das Gefühl für die silberne Kuchengabel wieder, mit der sie Sahnehäufchen vom kostbaren Porzellanteller gehoben hatte, und erinnerte sich an den Genuß des süßen Gebäcks. «Du hörst mir ja gar nicht zu!» sagte die Mutter.

Donnerstag fragte Sabine: «Bist du meine Freundin oder nicht?» Es war ungewöhnlich, daß Nele sechs Nachmittage lang nichts von sich hören oder sehen ließ.

«Klar, bin ich», sagte Nele. ‹Ich hab soviel zu tun!› wollte sie sagen, aber das war gelogen.

In der großen Pause standen sie vor dem Bäckerladen. Sabine bohrte ein Loch in das knusprige Brötchen, fuhr mit dem Zeigefinger hinein und pulte weiche Weißbrotbällchen heraus. Beim Kauen schickte sie strafende Blicke zu Nele hinüber. Wie konnte Nele sie nur so lange im Stich lassen?!

«Es interessiert dich wohl nicht, daß ich mit Sören zusammen bin!»

«Doch, doch», versicherte Nele hastig. «Er ist viel netter als Tarzan!»

«Netter?!» Sabine stemmte die Hände in die Hüften. «Er ist 'n klasse Typ!» Gern wollte Nele den langen, dürren Sören, dem nach einer Rauferei seit ein paar Tagen ein Vorderzahn fehlte, klasse finden, wenn Sabine ihr nur das lange Wegbleiben verzieh!

«Du kommst morgen zu mir zum Schach!» befahl Sabine.

«Morgen», druckste Nele herum, «morgen kann ich nicht. Morgen hab ich was anderes vor. Ich komm Sonnabend zu dir!»

Sabine sah sie forschend an. Noch nie hatte Nele etwas anderes vorgehabt, wenn Sabine sie einlud. Was war passiert?

Nele biß sich auf die Lippen. Den zweiten Satz hätte sie lieber für sich behalten sollen. Doch Sabine konnte nichts mehr fragen. Es wurde Zeit, zur Schule zurückzulaufen. Die dritte Stunde fing an.

Freitag war es dann soweit. Gegen zwei rief Wolfgang an. «Deinen Film gibt's draußen in Südfeld. Wir müssen 'ne knappe Stunde mit dem Auto fahren.»

Mit Wolfgangs neuem Wagen?

«Treff um vier an der Hochbrücke», sagte er eilig. «Der Ford ist ziemlich neu, blaumetallic, du wirst ihn erkennen.»

Bevor Nele antworten konnte, hatte er schon aufgelegt und ihre Aufregung auf die Spitze getrieben. Mit Wolfgang nahmen die Überraschungen kein Ende, und jedesmal hatte Nele das Gefühl von etwas Besonderem. Wolfgang *war* ein besonderer Mensch. Er dachte *überhaupt* nicht an sich.

Letzte Woche hatte er auf seinen Tischtennis-Sport verzichtet, um mit ihr schwimmen zu gehen. Heute fuhr er den weiten Weg mit dem Auto, um ihr einen Kino-Wunsch zu erfüllen.

Warum hatte Mutti sich nur Mathias und nicht so einen Mann wie Wolfgang ausgesucht?

Nele fand das neue, glänzende Auto unter den anderen sofort heraus.

Wie elegant wirkte Wolfgang in diesem Wagen, obwohl er wieder einfache Kleidung, Jeans, Turnschuhe, ein verwaschenes Baumwollhemd und eine abgescheuerte Lederjacke trug! Wie sicher steuerte er das Auto, schaltete und waltete er mit Knöpfen, Hebeln und Pedalen!

«Na?» fragte er. «Freust du dich auch aufs Kino?»

Wie konnte er nur fragen? Schüchtern hockte Nele im weichen Polstersessel des geräumigen Wagens. Schnell und wendig fuhr Wolfgang ihn durch den Feierabendverkehr, bis sie die Schnellstraße erreichten. Fasziniert verfolgte Nele, daß er den Wagen sogar mit der Linken steuern konnte, während die Rechte nach der Zigarettenschachtel in dem kleinen Fach vor den Schalthebeln griff. Wolfgang kippte sich eine Zigarette aus der Schachtel in den Mund und warf das Päckchen zurück. Jetzt faßte die Hand das Feuerzeug, der Daumen rieb am Rädchen, bis Feuer aufflammte, mit dem Wolfgang sich die Zigarette anzündete.

Es sah aus wie ein Kinderspiel, als er beim Rauchen nun auch noch eine Kassette in den Autorecorder einlegte und das Steuer nur mit dem kleinen Finger bediente. Er begleitete pfeifend Udo Lindenbergs Rocksong und grinste Nele zu.

Ich träume nicht! dachte sie. Das Auto war wirklich, Wolfgang war wirklich, und sie fühlte wirklich, wie sie gefahren wurde.

«Zum Kino gehören Gummibärchen», sagte Wolfgang. «Greif mal ins Handschuhfach und lang dir die Tüte raus!»

«Wir sind doch noch gar nicht angekommen!» wandte Nele ein.

«Macht nichts! Für den Film kaufen wir uns neue Vorräte. Man muß zugreifen und genießen, was einem in den Schoß fällt.»

So ein Leben konnte sich Wolfgang erlauben! Und er ließ sie daran teilnehmen!

«Nimm dir mehr!» sagte er, als sie drei Gummiteddys für sich herausgefingert hatte. «Nimm dir 'ne ganze Handvoll!» Er selbst schüttete sich Bärchen in den Mund. Als er die Tüte weglegen wollte, fiel sie ihm aus der Hand und Nele zwischen die Beine. Sofort faßte er zu, seine Hand berührte Neles Oberschenkel. Die Tüte war aber längst nach unten gerutscht.

Am Eingang vor der Kinokasse stellte Nele erleichtert fest, daß ihre Markstücke, die sie sich in den letzten Tagen zusammengemaust hatte, für die Eintrittskarte ausreichten.

«Ich lade dich ein», sagte Wolfgang, klappte seine Brieftasche auf, in der Zehn-, Zwanzig-, Fünfzig-, Hundert-Mark-Scheine ordentlich gestapelt lagen, und nahm einen davon heraus.

«Nein!» sagte Nele und zeigte Wolfgang ihre Schülerkarte. «Ich krieg Ermäßigung.» Wolfgang sollte nicht *immer* alles für sie bezahlen.

«Ich habe reichlich Scheine», sagte er. «Wir brauchen nicht zu sparen.»

Das stimmte. Gewiß war Wolfgang viel großzügiger als Mathias. Doch Nele haßte das Gefühl, für Wohltaten etwas schuldig zu sein, und war empfindlich in diesem Gefühl. «Ich möchte diesmal selbst bezahlen.»

«Gut! Nächstes Mal bin ich wieder dran!» sagte Wolfgang.

Das kleine Kino war altmodisch eingerichtet. Nur wenige Zuschauer saßen auf den mit rotem Cordsamt bezogenen, abgewetzten Stühlen. ‹*Jenseits von Eden*› hatte alle Welt schon gesehen, nur Nele noch nicht, und sie wollte endlich mitreden können, wenn Sabine wieder mal von ihrem Lieblingsschauspieler James Dean schwärmte.

«Ich hab früher auch von ihm geschwärmt», sagte Wolfgang, «aber das ist schon lange her. Inzwischen schwärme ich nicht mehr.»

Sie setzten sich in die fünfzehnte Reihe, Mitte, die Plätze rechts, links und vor ihnen blieben frei. Wolfgang zeigte Nele, wie sie die Füße am bequemsten hochlegen und in die Lücken zwischen den Vordersesseln klemmen konnte. Er legte ihr drei Knistertüten mit Süßigkeiten in den Schoß, in dem Moment ging das Licht aus.

Ein herber, leicht süßer Pflanzenduft zog zu Nele hinüber, wenn Wolfgang ihr sein Gesicht zuwandte. In den dicht nebeneinander aufgestellten schmalen Kinostühlen waren sie sich so nahe wie noch nie. Bei jeder Körperbewegung fühlte Nele seinen Arm auf der Sessellehne an ihrem, sein Bein mit leichtem Druck an ihrem. Um ihn nicht zu stören, versuchte sie, durch Unbeweglichkeit Abstand zu halten. Das gelang ihr aber nicht, denn Wolfgang war weniger vorsichtig. Er verfolgte die Handlung auf der Leinwand unaufmerksam, legte seine Beine mal hoch, mal schlug er sie übereinander, und jedesmal berührte er Nele. Sie merkte seine Unruhe, fühlte seine Blicke von der Seite auf sich gerichtet. In einer spannenden Filmszene, als sie nach der Tüte mit den Schoko-Nußkugeln griff, erschrak sie. Sie spürte seine Hand zwischen den Tüten, seine Finger bewegten sich zwischen ihren Schenkeln.

«Pardon!» raunte er an ihrem Ohr. «Ich suche das Studentenfutter!» Er hatte die Tüte nun gefunden und zog seine Hand zurück.

Auf der Leinwand küßte James Dean seine Filmpartnerin. Nele nahm die Knistertüten und legte sie zwischen sich und Wolfgang auf die Kante, wo die Sitze aneinanderstießen, damit Wolfgang ohne Umstände fand, was er suchte.

«Wie war's?» fragte Wolfgang später auf dem Weg zum Parkplatz.

«Komisch», sagte Nele, «anders als heute.»

«Es ist ein alter Film», bestätigte Wolfgang. «Aber in der Liebe hat sich doch nichts verändert?!»

«Ich weiß nicht», sagte Nele.

Wolfgang lachte. «Klar weißt du es. Liebt dein Freund dich etwa anders?»

«Ich habe keinen», sagte Nele.

«Was für ein Glück. Dann habe ich ja noch Chancen bei dir», scherzte Wolfgang und schloß die Autotür für sie auf.

Auf der Rückfahrt gingen Nele tausend Gedanken durch den Kopf. Mit Wolfgang war sie wie in einer anderen Welt, wie im Kino, fern von dem düsteren Zimmer, in dem sie wohnte, fern von Mathias, aber auch fern von ihrer Mutter.

«Was machen wir mit dem Rest des Abends?» fragte er.

«Nach Hause gehen.»

«Wenn du noch 'ne halbe Stunde Zeit hast», sagte Wolfgang, «trinken wir einen Kaffee zusammen.»

«Ich kann mir das nicht leisten, ich hab nicht soviel Geld wie Sie!»

«Nun ist aber Schluß mit dem Sie!» sagte Wolfgang halb drohend, halb lachend. «Außerdem bin ich jetzt wieder dran mit dem Bezahlen. Das Kino durfte ich dir ja nicht spendieren.»

Nele starrte durchs Fenster und sah in der beginnenden

Dämmerung die Bäume und Sträucher der Vorortlandschaft wie Schatten vorübergleiten.

«Wir können auch bei mir zu Hause Kaffee trinken», sagte Wolfgang. «Da kostet es nichts.» Er zog das Feuerzeug aus dem Armaturenbrett und hielt das glühende Ende an die Zigarette, sog kräftig und genoß einen Mundvoll Rauch.

Nele schwieg. Sie kam sich dumm vor, weil sie zu seinem Vorschlag nichts zu sagen wußte. Er war so ungewöhnlich.

Erleichtert und dankbar stellte sie fest, daß Wolfgang sie nicht drängte, sondern nach einer Weile meinte: «Ich setz dich an der Kreuzung Bremer Straße ab. Von dort hast du es nicht mehr weit bis nach Hause.»

Bestimmt hielt er sie für kindisch. Bestimmt war er enttäuscht. Vielleicht vermutete er auch, daß sie seine Wohnung langweilig fand, daß sie sich nicht dafür interessierte, wie er eingerichtet war.

Keinesfalls sollte er so von ihr denken!

Im Gegenteil, sie war neugierig zu erfahren, ob er anders lebte als Mathias. Sie konnte es jetzt nur nicht herausbringen. Wolfgangs Freundlichkeit machte sie sprachlos.

Doch sie hatte ihn gar nicht gekränkt.

Beim Abschied wünschte er ihr ein schönes Wochenende und fügte hinzu: «Ich ruf dich wieder an!»

Er war wirklich lieb.

Die Mutter und Mathias saßen schon beim Abendessen. Sie hoben ihre Köpfe, und Nele fühlte sich von ihnen gemustert.

Nele langte in den Brotkorb, fing an, eine Scheibe Toast mit Butter und Käse zu bestreichen und erzählte dabei von der Englischarbeit und von dem neuen Referendar, der heute in Bio unterrichtet hatte. Sie hielt einen kleinen Vortrag über die Aufklärung und erwähnte Namen wie Jean-Jacques Rousseau, Denis Diderot und Charles de Secondat Montesquieu in so perfektem Französisch, daß die Mutter und Mathias sich nur noch wunderten. Nele biß in ihr Käsebrot. «Ich geh Schularbeiten machen», sagte sie, griff sich noch eine Brotscheibe aus dem Korb und ging aus der Küche.

«Na endlich!» sagte Sabine am Sonnabend. «Ich dachte schon, du bist gestorben!»

«Nun übertreib mal nicht! Wie oft bist du denn mit Sören zusammen?»

Das war das Stichwort. Sofort erfuhr Nele, daß Sören Sabine bei der Bahnhofsbude zu einer Currywurst mit Ketchup eingeladen hatte.

Wenn sie wüßte! dachte Nele.

«Er hat mich angerufen!»

Wenn sie wüßte!

«Er fährt 'n tolles Rennrad!»

Nele nickte.

«Sag mal, hältst du eigentlich nichts von ihm?» fragte Sabine empört.

«Doch, doch!»

«Nächste Woche», sagte Sabine triumphierend, «gehn wir vielleicht ins Kino!!»

«In *‹Jenseits von Eden›*?»

«Wie kommst du denn darauf? Der läuft hier doch gar nicht!» Sabine holte das Schachbrett aus dem Bücherbord. Beim Aufstellen der Figuren warf sie Nele einen argwöhnischen Blick zu. «Du findest ihn blöd!»

«Hauptsache, daß er *dir* gefällt», sagte Nele.

Im Flur hörten sie großes Geschrei, Kreischen, Geheule. Mit einem Krachen flog die Tür auf und zwei ineinander verschlungene Kinderkörper kugelten ins Zimmer.

«Aufhören!» schrie Sabine und stoppte das Knäuel.

Antje und Tim lösten sich langsam aus ihrer Verschlingung, blieben auf dem Teppich sitzen und glotzten die große Schwester erwartungsvoll an.

«Ihr geht raus!»

«Will ich nich!» piepste Antje, und Tim steckte sich den Daumen in den Mund.

«Ich will mitspielen.»

«Schach könnt ihr nicht spielen.»

«Kann ich doch!» behauptete Antje.

Sabine knurrte: «Es ist zum Verrücktwerden mit den beiden!» Dann langte sie ins oberste Fach ihres Regals, kniete sich zu den Kleinen und hielt ihnen ihre geschlossene rechte Hand vor die Nase. «Na?»

«Bonsche!» sagte Antje mit kugelrunden Augen.

«Schokolade!» sagte Tim und leckte sich die Lippen.

Langsam erhob sich Sabine und bewegte sich zur Tür, öffnete, tat einen Schritt hinaus und lächelte ihren Geschwistern auffordernd zu. Die beiden tappten los, aber kurz vor der Tür blieben sie stehen.

«Gib her!» sagte Tim.

«Nur, wenn ihr rausgeht!» Sabine ließ sie durch einen Spalt zwischen den Fingern buntes Papier entdecken und verschloß sofort wieder die Hand.

Der kleine Bruder stieß die kleine Schwester an. «Komm!»

«Du bist dumm!» sagte Antje mit Überzeugung. «Die will uns bloß reinlegen!»

Natürlich störten die beiden. Aber sie waren wunderbar!

«Mutti! Schaff sie mir vom Hals!» rief Sabine verzweifelt.

Ich habe solche Kleinen nie am Hals gehabt! dachte Nele.

Sabine setzte sich wieder und schob den Bauern vor der

Königin zwei Felder voran. «Wenn Sören nicht dein Typ ist, welcher dann?» fragte sie.

Nele zog die Schultern hoch und ließ sie wieder fallen. «Alle sind so kindisch!»

Sie schickte das schwarze Pferdchen in den Kampf.

«Auf einen Superstar kannst du lange warten», meinte Sabine.

Wenn sie wüßte!

Es war wirklich anstrengend, die Begegnung mit Wolfgang, von der Nele noch ganz erfüllt war, vor Sabine geheimzuhalten.

Er rief Mittwoch an, ob sie Freitag wieder Zeit hätte. Seine Stimme klang Nele schon vertraut, hell, sanft.

Obwohl sie sich neulich so komisch angestellt hatte, lud er sie noch einmal in seine Wohnung ein. «Wir trinken Tee und planen in Ruhe, was wir unternehmen!»

Diesmal wollte Nele sich nicht zieren und versprach, ihn um drei zu besuchen.

So mutig Nele am Telefon gesprochen hatte, so zaghaft und verwirrt hockte sie kurz danach an ihrem Schreibtisch. Sie konnte sich wieder und wieder einreden, daß sie Frau Fischer doch auch schon in deren Wohnung besucht hatte, dennoch waren ihre Fischer-Gefühle anders als ihre Wolfgang-Gefühle. Am Ende siegte ihre Neugierde über ihre Schüchternheit. Es reizte sie, andere Wohnungen kennenzulernen.

Am Freitag brauchte Nele mit dem Rad eine halbe Stunde bis zur Bürgergasse, wo Wolfgang in Nummer 22, 1. Stock, wohnte.

Das Treppenhaus war mit blankpoliertem Linoleum ausgelegt und duftete nach Bohnerwachs. Die Wände strahlten frisch gestrichen im Licht, das durch die Etagenfenster einfiel. Auf den Fensterbänken blühten rote Geranien.

‹W. Klemke› stand auf dem Messingschild an der Wohnungstür im I. Stock. Nele drückte gegen den Klingelknopf, hörte einen langen Summton und kurz darauf Schritte, gleich wurde die Tür weit geöffnet.

«Da bist du ja!» Wolfgang schenkte ihr sein freundliches Lächeln, gab den Weg frei über einen weichen braunen Teppich, geleitete Nele in ein großes Wohnzimmer.

«Such dir den besten Platz aus! Ich hol uns etwas zum Trinken!»

Zuerst fielen Nele die Geräte auf: Farbfernseher, Video und eine Anlage mit Plattenspieler und Kassettenrecorder. Dann sah sie die Couch und die Sessel in hellbraunem Polsterstoff, den Couchtisch, in dessen schwarzer Lackplatte Nele sich spiegeln konnte. Alles sah neu und elegant aus. Sie ließ sich vorsichtig in den Sessel beim Fenster gleiten und erschrak, als sie Wolfgang fast geräuschlos bei der Tür auftauchen sah. Die Teppiche schluckten jeden Laut, und Nele hörte nur das Geschirr leise klirren, das Wolfgang auf einem Tablett hereintrug.

«Tee, Sprudel oder Saft», sagte er, stellte Kannen, Gläser, Tassen und Flaschen auf dem Tisch ab und eine Silberschale, in der sich Pralinen türmten.

Bin ich vielleicht 'ne Königin? dachte Nele, als Wolfgang Tassen und Teller vor sie hinstellte und ihr die Silberschale zuschob. Heute trug er zu seiner Jeans ein graues Baumwollhemd, an dem einige Knöpfe fehlten. Seine Füße steckten in Lederpantoffeln, die er abstreifte, um es sich nun in Strümpfen auf der Couch gemütlich zu machen.

«Wir werden uns wohl fühlen, und niemand soll uns dabei stören», sagte er. «Tee?» Als Nele nickte, stand sie wieder auf, griff sich die dickbauchige Kanne und schenkte zwei Tassen voll. Nele hob die hauchdünne Porzellantasse an ihre Lippen, schlürfte etwas Tee, der kräftig und aromatisch schmeckte, dann nahm sie sich eine Praline aus der Schale, entfernte behutsam das Goldpapier und biß ein Stück Schokolade ab. Es zerschmolz süß auf ihrer Zunge. Als sie kurz zu Wolfgang hinüberblickte, fiel ihr ein eigenartig nachdenklicher Zug in seinem Gesicht auf, der jedoch sofort durch ein Lächeln weggewischt wurde.

«Schmeckt's?» fragte er, streckte sich und schob seine linke Hand unter den Ledergürtel seiner Jeans. Mit der Rechten tunkte er ein Zuckerstück in seinen Tee und lutschte es auf.

«Gehn Sie freitags gar nicht mehr zum Tischtennis?» fragte Nele.

«Du!» sagte er und sah sie auffordernd an.

«Spielst du nicht mehr mit Mathias?» fragte sie leise.

«Ich hab meine Spiele auf Montag verlegt, weil ich freitags mit dir zusammen sein möchte.»

«Wohnen Sie ... wohnst du allein?»

«Ja.»

«In einer so schönen Wohnung.» Nele entdeckte an der Wand ein Ölgemälde, auf dem eine Frau mit schmalem Gesicht und großen Augen abgebildet war, die ein Seidengewand trug.

Wolfgang zündete sich eine Zigarette an.

«Schöner ist es, wenn man Besuch hat», sagte er, rauchte, und Nele bemerkte, daß er wieder mit seinem Hosengürtel spielte. Die Jeans wirkte neu, vielleicht war sie ihm zu eng. «Du kannst dir nicht vorstellen, wie oft ich mich langweile», fuhr er fort.

«Das glaube ich nicht», sagte Nele. «Bestimmt hast du viele Bekannte.»

«Aber nicht alle können Freunde sein. Mit Mathias bin ich auch nicht befreundet», sagte Wolfgang. Er fuhr mit der Hand in seinen Hemdenausschnitt und kratzte sich die Haut. «Fehlt es dir nicht auch an Freunden?»

«Ich habe Sabine», sagte Nele. Und vielleicht Frau Fischer, dachte sie.

«Und wie wär's mit mir?» Er setzte sich auf, rückte ganz nahe an ihren Sessel heran, sie roch den Duft seines Gesichtswassers und merkte, wie er seinen Arm auf ihre Sessellehne hinüberlegte. So saßen sie eine Weile schweigend beieinander.

Was Nele ein bißchen geträumt und sich mit Wolfgang vorgestellt hatte, war nun von ihm ausgesprochen worden. Es machte Nele unsicher und bange, aber gleichzeitig fühlte sie Freude. Zum erstenmal war sie einem Mann nicht lästig, sondern angenehm, zum erstenmal brachte ihr ein Mann Zuneigung entgegen. Dies Gefühl überwog alles andere.

Wolfgang mußte ihre Freude gemerkt haben. Er legte seine Wange gegen ihre, und die Zärtlichkeit machte sie innen ganz warm.

«Laß uns doch Tee trinken», sagte er, rückte wieder ab und holte die Kanne, um die Tassen nachzufüllen. Er hatte auch schon Pläne für den Nachmittag. «Wir machen einen Spaziergang um den See», sagte er und fügte hinzu, daß ihm heute zu größeren Unternehmungen leider die Zeit fehle.

Kurz darauf verließen sie Wolfgangs Wohnung.

«Wir nehmen dein Rad! Setz dich auf den Gepäckträger!» Wolfgang stand mit gespreizten Beinen vor dem Sattel und wartete, daß sie hinter ihm aufstieg.

Gleich nahm er Platz, stemmte sich in die Pedalen, sauste los. Nele umklammerte seine Hüften, um nicht herunterzufallen. Trotz der Geschwindigkeit fuhr er sicher und geschickt, bald erreichten sie die Ausläufer des Parks, in dessen Mitte der See lag. Sie stiegen ab, und Nele schloß das Rad im Ständer vor der Parkmauer an. Von hier aus führten Fußpfade durch das grüne Gelände.

«Herrlicher Frühling!» sagte Wolfgang und legte Nele den Arm um die Schultern. Sie war nicht zu klein für ihn. Beim Gehen paßte sie sich seinem Rhythmus an, fühlte sich von ihm geleitet, zuerst den Hauptweg entlang. Er tat so vertraut mit ihr, wußte wohl alles über Gefühle zu zweien, und sie wußte so wenig.

«Ich zeig dir etwas Schönes», sagte Wolfgang und bog nach einer Weile in einen Seitenweg ab, wo zu beiden Seiten junge Lärchen wuchsen. «Du mußt ihre Blätter anfassen und ihren Duft riechen!»

Er zog einen Zweig herunter, legte ihn gegen ihre Wange, und als sie die weichen Nadeln an ihrem Gesicht spürte und den würzigen Geruch einsog, mischte sich plötzlich Wolfgangs Eau de Cologne ein. Seine Lippen strichen an ihrem Ohr, ihrer Wange entlang. Nele hielt still, als sein Mund ihre Lippen berührte und seine Zunge die weiche Innenhaut streichelte. Doch dann packte sein Arm fester zu, preßte sie an sich und drängte sie gegen den Baumstamm. Sie erschrak, wich zurück, wich aus, und Wolfgang ließ los.

«Verzeih mir! Meine Gefühle sind mit mir durchgegangen.» Nele stand steif, überwältigt.

«Ich hab dich wirklich gern», sagte er.

Wie konnte er das *so* schnell wissen!

Langsam gingen sie nebeneinander her, Wolfgang zeigte ihr seine Lieblingsbäume, die gerade gewachsenen, weit verzweigten mit dichtem, hellem Grün.

«Fühl mal den Boden! Wie ein Teppich!» sagte er.

Unter seinen Worten löste sich ihre Beklemmung, sie

lauschte den Vogelstimmen, auf die er sie aufmerksam machte, genoß die Frühlingsfarben im Park und atmete den Blütenduft im Wind. Sie schämte sich auch ein bißchen, weil sie nicht genauso vertrauensvoll mit ihm umgehen konnte wie er mit ihr.

«Schließ die Augen, gleich gibt's 'ne Überraschung!»

Gehorsam folgte sie der Anweisung, fühlte sich von ihm an die Hand genommen, ein paar Schritte nach rechts geführt.

«Augen auf!» sagte er. Da fand sie sich auf einer Lichtung mit Blick auf den See, der sich wie ein großer Spiegel vor ihnen ausbreitete.

Wolfgang hatte wirklich das Schönste im Park für sie ausgesucht! Vor Freude und Dankbarkeit verlor sie ihre Scheu und ließ es williger geschehen, daß er sie küßte, ließ es mehrmals geschehen auf dem Weg um den See.

Wenn zwei sich umarmten und küßten, liebten sie sich. In vielen Jahren hatte Nele wärmende Zuneigung nur im Zusammensein mit ihrer Mutter gefühlt. Jetzt streichelte und küßte Wolfgang sie. Aber am wichtigsten war sein Versprechen: «Ich hab dich wirklich gern.» Nele fühlte sich ganz warm und weich.

«Auf Wiedersehen am Freitag um vier bei mir!» sagte Wolfgang zum Abschied am Parktor. Er hob Nele auf den Sattel und hielt sie samt dem Rad einen Moment fest. «Hüte unser Geheimnis gut!» Danach beförderte er sie mit kräftigem Schwung ein Stück auf den Weg. Sie radelte los und wandte sich an der Kreuzung noch einmal zu ihm zurück. Er stand da, schaute ihr nach und winkte. Bis Freitag dauerte es noch sieben Tage.

Frau Winter rief heute kurz vor Ladenschluß bei Nele an: Ihr ginge es schlecht, Nele möchte gleich loslaufen und in der Apotheke Magentropfen und Magentee besorgen.

Pünktlich um sieben stand heißer Tee auf dem Küchentisch bereit. Neben der Tasse lag das Päckchen mit Medizin. Aber außerdem waren Teller, Tassen, Töpfe und Bestecke sauber abgewaschen in den Schränken verschwunden, und der blanke Herd mit den fleckenlosen Platten mußte der Mutter beim Heimkommen sofort auffallen. Wenn sie auf der Eckbank, warm eingepackt in die Wolldecke, ihren Tee trank, würde sie sich vielleicht über den Fußboden freuen, den Nele mit braunem Wachs eingerieben und so poliert hatte, daß er im Fernsehen mitwirken konnte.

Leider nützte die schöne Küche nichts gegen Magenkrämpfe. Die Mutter schleppte ihre vollgepackten Einkaufstaschen in die Küche, stellte sie ab, verkroch sich auf die Eckbank und trank vom Tee, den Nele ihr eingeschenkt hatte. Sie schloß die Augen. Nele schlich auf Zehenspitzen zum Stuhl dicht neben der Eckbank, setzte sich leise, hob das Geschichtsbuch wie ein rohes Ei vom Tisch und wendete beim Lesen hauchleise die Seiten um.

Frau Fischer fehlte seit ein paar Tagen in der Schule. Sie fehlte auch Nele. Hoffentlich war sie bis Dienstag wieder gesund. Ohne Fischer bestand die Französische Revolution nur aus einigen Textseiten im Lehrbuch, die durch farbige Abbildungen ergänzt wurden.

Wer konnte sich heute schon ausmalen, in welcher Not die armen Leute damals in Frankreich lebten, während wenige Reiche alles im Überfluß besaßen? Frau Fischer erzählte der Klasse von den Bauern, Handwerkern, Händlern, den Frauen, Kindern und auch von den Bettlern in Paris. Geschichten, die nicht im Geschichtsbuch standen.

Als Nele die trockenen Sätze im Lehrbuch studierte, nutzte sie Fischers Geschichten, um sich die Revolution lebendiger zu machen. Ihre Mutter und sie gehörten nicht zu den reichen Leuten, die andere für sich arbeiten ließen. Dennoch würde die Mutter bei einer Revolution nicht mitmachen, da war Nele sich ganz sicher. Sie warf einen Blick in das blasse Gesicht ihrer Mutter, in dem zwei tiefe Falten sich von den Nasenflügeln zu den Mundwinkeln herunterzogen.

Nele wollte später nicht als Kassiererin im Supermarkt arbeiten. Sie wollte keinen Mann wie Mathias heiraten. Warum hatte die Mutter sich nicht so einen großzügigen Menschen wie Wolfgang ausgesucht, der seine Freundinnen wie Prinzessinnen in vornehme Cafés einlud?

Nele blätterte im Geschichtsbuch ein paar Seiten weiter. Sie las, daß die Pariser ihren König, Ludwig XVI., 1793 geköpft hatten. Fischer mußte am Dienstag unbedingt zur Schule kommen und ihnen diese Geschichte erzählen!

Am Montag erfuhren sie durch das Schulbüro jedoch, daß Geschichte morgen wieder ausfallen würde.

«Weißt du was?» sagte Sabine in der großen Pause zu Nele. «Wir besuchen sie und bringen ihr Blumen!»

«Und dann flöten wir?» Den Montag hatten sie zum Flötentag bestimmt.

«Du kannst deine Flöte mitnehmen», sagte Sabine. «Wir gehen anschließend zu mir.»

Nele freute sich darauf, Fischer einen Krankenbesuch zu machen. Am Wochenanfang reichte auch ihr Taschengeld, um die Hälfte des Blumenstraußes zu bezahlen.

Die Freundinnen standen im Blumenladen vor den vielen großen Krügen mit Anemonen, Tulpen, Weiden- und Birkenzweigen voller Kätzchen, aber auch mit Blumen in fremdartigen Formen und Farben, die aus fernen Ländern stammten.

«Welche nehmen wir?» fragte Sabine unentschlossen. «Glaubst du, sie freut sich über Tulpen?»

«Ich möchte ihr lieber was Besonderes mitbringen.»

«Rosen!» sagte Sabine. «Die kriegt meine Mutter jedes Jahr zum Hochzeitstag.»

«Fischer ist doch nicht verheiratet!»

«Na und?»

«Nein», sagte Nele, «ich meine 'ne Blume aus'm Urwald. Fischer schwärmt doch für die Französische Revolution!»

«Ich versteh gar nichts mehr!» sagte Sabine.

«Etwas Besonderes, wie die Französische Revolution!»

«Du lieber Himmel! Wie kommst du auf so was?!»

Aber nun half ihnen die Floristin. Sie suchte aus dem Blumenmeer eine Orchidee mit tiefroten und -blauen Blütenblättern heraus und hielt einen Buchenzweig an das ausgefallene Exemplar. «Gefällt sie euch?»

«Was kostet sie?» fragte Sabine.

Die Orchidee kostete soviel wie ein ganzer Strauß Tulpen. Aber sie war etwas Besonderes.

Frau Fischer öffnete ihnen die Tür.

«Welche Überraschung!» sagte sie und nahm das Geschenk entgegen, das Sabine ihr überreichte. Sie wickelte es aus, sagte nichts dabei, aber ihr Gesicht sagte alles.

Frau Fischer brauchte nicht mehr im Bett zu liegen, sie sollte nur noch drei Tage zu Hause ausruhen.

«Kommt mit in mein Zimmer!»

In so einem Zimmer kann jeder seine Ruhe finden, dachte Nele und freute sich über die wilde Orchidee in Fischers schwarzer Keramikvase auf dem runden Glastisch. Die Blume paßte zu ihr.

«Ihr könnt mit mir Tee trinken», sagte die Lehrerin. «Dazu gibt es heute aber nur Knäckebrot.»

Nele hätte bei Fischer auch von Luft und Wasser gelebt. Genau wie beim ersten Besuch fühlte sie sich hier gleich heimisch. Frau Fischer kuschelte sich in die Kissen auf der Couch, und offensichtlich erwartete sie, Sabine und Nele würden es ihr nachtun.

«Wie geht es euch in der Schule?» fragte sie.

«Wie immer», sagte Sabine, und Nele fügte hinzu: «Sie kommen ja bald wieder.»

Frau Fischer war selten krank. Richtig elend sah sie auch heute nicht aus, ein bißchen blaß, aber nicht so grau und faltig wie Neles Mutter oft, die sicher nicht viel älter als Frau Fischer war.

«Freut euch nicht zu früh», sagte die Lehrerin, «ich bring nächste Woche die Französische Revolution wieder mit in die Schule!»

«Dann köpfen wir den Direktor», sagte Sabine.

«Lieber nicht!» lachte Fischer. «Herr Siebert ist kein absolutistischer Herrscher. Außerdem können wir die Geschichte von vor zweihundert Jahren nicht in unsere Zeit übertragen.»

«Langweilig», sagte Sabine, «immer nur Bücher!»

Frau Fischer reichte die Teekanne herum.

«Ja», sagte sie, «ich hab in meinem Beruf jeden Tag mit Büchern zu tun.»

«Ich les gern», sagte Nele, «aber wir haben zu Hause keine Bücher.» Wie gut ging es Fischer mit ihrem riesigen Bord voll von tausend Büchern!

«Du kannst dir bei mir welche ausleihen», sagte sie zu Nele.

«Heute?»

«Heute nicht!» protestierte Sabine. «Heute flöten wir!»

Aber zuerst aßen sie Knäckebrot mit Butter und tranken schwarzen Tee, und Sabine wollte nichts mehr von der Französischen Revolution hören, sondern von Liebe.

Das hätt ich nie gewagt! dachte Nele, als ihre Freundin rundheraus fragte, ob Fischer einen Freund hätte.

Die Frage wurde ihr jedoch nicht übelgenommen.

«Klar», sagte Fischer, «wenn du wissen willst, wie er aussieht, brauchst du bloß einen Blick nach rechts zu werfen.»

Das Foto zeigte einen Mann Mitte Dreißig.

Wie Wolfgang.

Er trug eine Brille.

Anders als Wolfgang.

Kurze Haare.

Graublaue Augen.

«Er heißt Jacques», sagte Frau Fischer, und Nele stellte sich Jacques im Zimmer am Tisch vor, neben ihm Fischer, gegenüber Wolfgang und neben Wolfgang sich selbst.

«Nicht mein Typ!» sagte Sabine.

Fischer lachte. «Wie langweilig, wenn alle die gleichen Vorlieben hätten!»

Aber ich, dachte Nele, ich mag einen, so ähnlich wie Fischer ihn mag.

«Ist er die große Liebe?»

Wie konnte Sabine nur so direkt fragen!

«Jetzt bringst du mich in Schwierigkeiten», sagte die Lehrerin, «ich kenne Jacques erst seit einem halben Jahr.»

Ich kenne Wolfgang seit ein paar Wochen, dachte Nele.

«Wie stellst du dir die große Liebe vor?» wollte Fischer von Sabine wissen.

«So wie bei meinen Eltern», antwortete Sabine, «wie sie sich manchmal ansehen. Er mag sie am liebsten von allen, und sie mag ihn am liebsten von allen.»

«Ein Glück für deine Eltern. Ich bin mir noch nicht sicher», sagte Fischer.

«Wollen Sie ihn heiraten?» fragte Sabine.

«Ich werde ihn nicht heiraten, das weiß ich ganz genau.»

«Auch nicht, wenn er die große Liebe ist?»

«Gerade dann nicht!»

«Warum nicht?» fragten Nele und Sabine wie aus einem Mund.

«Was hat die große Liebe mit Heiraten zu tun?» fragte Frau Fischer zurück. In Liebe stellte sie genau wie in Geschichte Fragen, die nicht leicht zu beantworten waren.

«Überlegt es euch, ihr habt ja noch Zeit», sagte sie, «ein ganzes Leben lang.»

«Das dauert mir zu lange», sagte Sabine.

Nele dachte, daß sie sich auch nicht so schnell entscheiden könnte, ich kenn ja erst einen einzigen, der nett ist.

«Ich hab's dir neulich schon gesagt, sie ist 'ne Emanze!» verkündete Sabine mit Nachdruck gleich im Treppenflur, nachdem sie Fischers Wohnung verlassen hatten.

«Wegen dem Heiraten?»

«Wegen allem!» sagte Sabine. «Meine Mutter hat 'ne Freundin, die denkt genauso wie Fischer!»

Abends, am Tisch, im BLAUEN, schlug Nele ihr Tagebuch auf. Mit der heutigen Eintragung erreichte sie die Mitte. Sie zeichnete in die rechte obere Ecke der Seite eine Schlange und färbte sie anschließend mit einem dicken Strich silbern. Die Augen malte sie leuchtend blau.

Dann schrieb sie:

> Ich möchte Frau Fischer öfter besuchen. Heute haben wir über Liebe gesprochen. Ihr Freund heißt Hans auf französisch.

Über Wolfgang schrieb Nele nichts ins Tagebuch.

In der Nacht träumte sie: Der See, in dem sie schwamm, mochte der Parksee sein, aber Nele empfand ihn im Traum endlos weit, unendlich tief. Wenn sie sich Stunden um Stunden vorwärts bewegte, so würde sie irgendwann vielleicht das Ufer erreichen oder auch nicht. Bei jedem Schwimmzug fühlte sie das Wasser kühl und frisch an ihrem Körper.

Die Sonne schickte aus der Ferne einen breiten, warmen Strahl über die glatte Fläche.

Egal, ob Nele jemals ans Ufer gelangte. Sie tauchte im Wasser auf und ab, schoß pfeilschnell voran, ließ sich treiben, nach Lust und Laune.

‹Am Freitag um vier bei mir›, hatte Wolfgang ihr zum Abschied zugerufen. In dieser Woche meldete er sich jedoch bis Donnerstag nicht telefonisch bei ihr. Ob er Freitag wieder zum Sport gehen wollte?

Er hatte ihr versichert, lieber wäre er mit ihr zusammen.

Ob er krank war?

Dann hätte er sie erst recht anrufen können.

Ob er sie nicht mehr leiden mochte?

Die letzte Möglichkeit war die schrecklichste.

‹Ich hab dich wirklich gern›, dieser Satz spukte mit einem neuen, schönen Gefühl jeden Tag durch Neles Gedanken. Sie konnte nicht anders, als ihn für wahr halten und alle ihre unerfüllten Wünsche hineinlegen.

Freitag um vier klingelte das Telefon.

Nele flitzte vom Schreibtisch weg, hob beim zweiten Läuten den Hörer ab: «Hier ist Nele!»

«Kommst du zum Schachspielen?» fragte Sabine.

«Ich muß noch ... Schularbeiten machen», stotterte Nele.

«Morgen haben wir frei!!»

«Ich muß *heute* was tun!» Abscheuliche Lügerei gegenüber ihrer besten Freundin!

Vom anderen Ende der Leitung hörte sie tiefes Ein- und Ausatmen und dann: «Warum bist du mit einemmal so arbeitswütig?»

«Frag mich nicht!» bat Nele. «Ich kann es dir nicht erklären.»

«Na gut! Aber ich find's dumm!» sagte Sabine mit Nachdruck.

«Du hast recht», gab Nele zu, und damit endete das Gespräch.

Wegen Wolfgang verlier ich noch Sabine!

Sie hatte kaum den Hörer aufgelegt, da läutete das Telefon wieder.

«Ich warte auf dich!» sagte Wolfgang. «Hast du unsere Verabredung vergessen?»

Bei der Begrüßung an der Haustür nahm er Nele in den Arm, drückte sie fest an sich und berührte mit einem zärtlichen Kuß ihr Ohrläppchen.

«Du hast mir gefehlt», sagte er und zog sie mit sich ins Wohnzimmer.

Zum Tee gab es heute Nußtorte. «Selbst gebacken!» sagte Wolfgang stolz.

Das Prinzessinnengefühl verstärkte sich, als Nele ein Stück von der Torte serviert bekam.

Wolfgang ließ sich neben ihr auf die Couch fallen, zog die Beine hoch und stellte den Kuchenteller auf seinem Schoß ab. Mit der Rechten löffelte er das Gebäck, sein linker Arm glitt von der Rückenlehne der Couch zu Neles Schultern hinunter, und während Nele sich mit der Tasse in der Hand aufrichtete, schlüpften die Finger seiner Linken unter ihren Blusenkragen und massierten mit kreisenden Bewegungen ihren Nacken. Nele erstarrte, als die Finger sich um ihren Hals herum zum Brustansatz schlängelten und in die weiche Haut unter ihrem Arm gruben.

Das durfte Wolfgang doch nicht!

«Hej! Kätzchen, mach dich nicht so steif!» flüsterte er, zog seine Hand zur Schulter zurück, ließ nur noch zwei Finger leicht auf Neles Nacken ruhen, auf ihrer eiskalten Haut.

«Nur keine Bange!» lachte er. «Ich werd dich schon nicht fressen, Kätzchen!»

Ich bin kein Kätzchen! Nele mochte Katzen nicht, die auf leisen Pfoten herumschlichen, miauten, nach Futter verlangten, gestreichelt werden wollten oder fett am Ofen lagen und schnurrten.

Wolfgang ließ los.

«Ich dachte, wir wären Freunde!» sagte er und rückte ein Stück zur Seite.

Hilflos stierte Nele auf das Gebäck, das unberührt vor ihr auf dem Tisch stand. Sie griff nach der Kuchengabel, teilte ein Stück von der Torte ab, schob es in den Mund, kaute gleichmäßig, schluckte, teilte das nächste Stück ab und weiter Stück für Stück, brav, eifrig, schmeckte den Teig nicht und nicht die Sahne, aß Wolfgang zuliebe.

«Wie ich sehe, schmeckt dir mein Kuchen also doch!» sagte er. Nele nickte.

«Ich habe vier Eier genommen.» Er berichtete, welche Zutaten im Kuchen enthalten waren, wie er in der Küche gestanden, gerührt und geknetet hätte «mit Schürze!», und brachte Nele zum Lachen, als er zugab, einen ganzen Klumpen vom feuchten Teig genascht zu haben.

Mathias trug nie eine Schürze, er half der Mutter überhaupt nicht im Haushalt.

«Leider hab ich jetzt Bauchkneifen!» stöhnte Wolfgang und ließ sich hinter Nele in die Kissen zurückfallen. Sie wandte sich zu ihm um. Wie dumm, so viel klebrige Kuchenmasse in sich hineinzustopfen! Er sah tatsächlich blaß aus! Ob sie eine Wolldecke für ihn holen, Magentee für ihn kochen sollte? Auf der Couch war es eng für zwei. Der Männerkörper lag mit Bauch und Oberschenkeln um Nele herumgebogen, bei jeder Wendung berührte sie ihn.

«Du wirst nicht gern gestreichelt», sagte Wolfgang, «sicher hilfst du auch anderen nicht, ihre Schmerzen loszuwerden.»

«Doch!» versicherte Nele. «Aber wie?»

«Manchmal wirkt schon Handauflegen Wunder!»

Damit kannte Nele sich bei ihrer Mutter aus, aber bei Wolfgang war es anders, fremd, peinlich.

«Fang einfach an!» bat er. «Es kann ja nicht lange dauern.»

Behutsam legte Nele ihre Hand auf sein Hemd, da, wo es in die Jeans hineingesteckt war, deren Knopfverschluß offenstand.

«Das tut gut!» lobte Wolfgang. «Aber du mußt ein bißchen reiben ... rechts!» dirigierte er. «Tiefer ... und jetzt links, nein, nicht so hoch ... tiefer!»

Die Mutter behauptete, Nele wäre eine gute Krankenschwester.

«Am besten im Kreis», sagte Wolfgang, griff nach ihrer Hand und führte sie, schob sie hin und her, auf und ab. «Hier ist genau die richtige Stelle!» Auf und ab über seinem Glied, das sich unter der Hose wölbte, bei den Bewegungen steif, hart wurde. Nele zuckte zurück, wollte ihre Hand wegziehen, aber Wolfgang hielt sie fest.

Puppenhand,
Puppenarm,
aus Stoff oder Plastik,
gefühllos.

Aufhören! Aufhören! bat Nele wortlos, tonlos, ganz und gar in sich verkrochen, totgestellt.

Auf und ab.

Wolfgangs Gesicht rötete sich, er atmete schnell, heftig, ein langgezogenes ‹Aaaaaah!›

«Meine Kleine, du verstehst es, einem wohlzutun!»

Nein, ich wollte es nicht tun, ich hab es nicht getan! dachte Nele.

Wolfgang kam mit einem Schwung aus seiner liegenden Stellung hoch, gar nicht mehr leidend, langte nach Zigarettenpackung und Feuerzeug und machte es sich mit einem Seufzer der Erleichterung im Schneidersitz bequem.

«Nun hock nicht herum wie ein Häufchen Elend!» flachste er nach einer Weile. «So fürchterlich kann es doch nicht sein, einem alten Mann zu helfen!»

Und als Nele weiter reglos blieb: «Du bist mir doch nicht etwa *böse*?!»

Sie war nicht böse, nicht traurig, nicht glücklich ... nichts.

Schattengesicht
im Lackspiegel der Tischplatte,
Hand,
unbeweglich an derselben Stelle
auf dem braunen Stoff der Couch,
wo Wolfgang sie
abgelegt hatte.

«Wir haben das gemacht, was alle machen, die sich gern haben», sagte er sanft. «Glaub mir, es kommt nur darauf an, daß man sich mag!»

Langsam löste Nele den Blick von der Tischplatte.

Wolfgangs freundliches Lächeln. Vom Gernhaben verstand er gewiß mehr als sie.

«Bist du schon mal richtig verliebt gewesen?»

Nele schüttelte den Kopf.

«Wenn man jemanden liebt, tut man alles für ihn», sagte er.

Noch nie hatte ein Mann alles für Nele getan, nicht ihr Vater, nicht Mathias.

Wolfgang war der erste, der vom Gernhaben redete.

Wie sehr wünschte sich Nele, daß jemand sie liebte.

«Kätzchen», sagte er, «gib mir mal Feuer!»

Sie nahm das flache, schmale Silbergerät in die Hand.

«Die Klappe nach oben!»

Nach einem Druck mit dem Daumen hob sich der Deckel.

«Und jetzt drehen!»

Ungeschickt, ungleichmäßig rieb Nele das Rädchen, bis es Funken schlug. Nach mehreren Versuchen konnte sie eine kleine Flamme erzeugen. Wolfgang beugte sich mit der Zigarette im Mund zu ihr herüber, und während sie die Flamme an die Tabakblättchen hielt, sog er in tiefen Zügen den Rauch in sich ein.

Das nächste Mal könnten sie sich erst wieder in vierzehn Tagen treffen, sagte er, in der kommenden Woche wäre er auf einer Geschäftsreise im Ausland.

«Ich freu mich schon jetzt darauf, daß wir uns wiedersehen!»

Ein berühmter Mann, der ins Ausland fuhr, freute sich auf Nele! Wie konnte sie ihm böse sein!

Wie konnte sie ihm, der sie in seine Wohnung eingeladen, der für sie in der Küche gestanden und Kuchen gebacken hatte, etwas übelnehmen?

Er kam ihr an diesem Nachmittag nicht mehr nahe.

«Du darfst keine Angst haben», sagte er, als sie gemeinsam das Geschirr in die Küche trugen.

Er faßte sie auch beim Abschied nicht mehr an.

«Auf Wiedersehen in vierzehn Tagen!»

Auf dem Weg durch den Flur geriet Nele mit dem Flauschteppich ins Rutschen.

«Frau Özdal ist eine Perle!» rief Wolfgang aus dem Wohnzimmer. «Sie hatte gestern ihren Großkampftag! Manchmal übertreibt sie ihr Putzen!»

Mit leisem Klicken legte sich die Wohnungstür hinter Nele ins Schloß. Das Messingschild ‹W. Klemke› strahlte.

Im Feierabendverkehr ließ Nele sich durch die Straßen treiben, an den Wohnblocks entlang, mächtigen Klötzen aus Stein, Beton, einem neben dem anderen.

Sie kannte die verschiedensten Straßengefühle von Januar bis Dezember, bewegte Gefühle in warmer Sommerluft, wilde im Herbst und Frühling, jetzt, Ende April, oft fröhliche, besonders vor oder nach den Sabine-Besuchen. Aber an diesem Tag fühlte Nele sich nicht leicht zum Fliegen, eher bedrückt von den Mauern, die stumm ihren Weg säumten und deren Glasaugen sie mit kalten Blicken verfolgten.

Kurzentschlossen wählte sie einen Umweg und bog an der nächsten Kreuzung in eine Nebenstraße ein. Ich geh Mutti abholen, vielleicht kann ich ihr beim Tragen helfen.

Im Supermarkt drängten sich Kunden, die Frau Winter nicht leiden mochte, solche, die den Tag vertrödelten und denen erst abends, kurz vor Geschäftsschluß einfiel, daß sie noch einkaufen mußten.

Durch die Ladenscheibe sah Nele ihre Mutter im blauen Arbeitskittel an der Kasse sitzen. Mit der Rechten drückte sie die Preistasten, mit der Linken schob sie die Ware auf dem Laufband voran. Zum Schluß las sie die Summe ab, wandte ihr Gesicht von der Kasse zum Kunden, bewegte die Lippen, lehnte sich für ein paar Sekunden im Drehstuhl zurück und ruhte aus, während der Kunde Geld aus seinem Portemonnaie kramte. Gleich mußte sie wieder tippen. Die Kassenschublade sprang auf, nun nahm die Mutter den Geldschein, den der Kunde ihr hingelegt hatte, und suchte nach Wechselgeld.

Nele preßte ihr Gesicht gegen das Fensterglas. Stapel von Geld – Hunderter, Fünfziger, Zwanziger, Zehner – lagen in der Kassenschublade. Die Mutter hob das Kästchen mit den Fächern hoch, darunter waren die ganz großen Scheine verborgen. Ein Fünfhunderter kam hinzu. Wie reich war die Mutter heute abend an der Kasse!

Nele stellte sich vor, daß sie alle Geldscheine in ihre Brieftasche legte, nein, die wäre gar nicht groß genug! Ein Säckchen müßte die Mutter mit Geld vollstopfen! Sie käme aus dem Supermarkt, und Nele würde ihr helfen, den Reichtum nach Hause zu tragen. Aber unter diesen Umständen wäre ihr Zuhause nicht bei Mathias, sondern in einer Wohnung ähnlich der von Frau Fischer.

Achtzehn Uhr!

Der Geschäftsführer im weißen Kittel flitzte im Gewimmel zwischen den Kassen herum.

Ende der Geschäftszeit. Die Ladentür wurde versperrt und eine Kasse nach der anderen geschlossen.

Die Mutter mußte abrechnen, dem Geschäftsführer das Geld aushändigen und der gab es weiter an die Bank, wo für den Eigentümer des Supermarktes das viele Geld verwaltet wurde.

Eine halbe Stunde lang trödelte Nele die Straßen auf und

ab, dann sah sie die Mutter mit mehreren Einkaufstüten herauskommen.

«Meine Tochter holt mich ab!» sagte Frau Winter überrascht und ließ sich gern eine Tasche von Nele abnehmen.

Wie gut, daß Nele den Umweg gewählt hatte! Mit der Mutter zusammen fühlte sie sich wohl. Vom Supermarkt bis zu Mathias hatte sie sie ganz für sich allein, hörte ihr zu, wie sie von der Arbeit erzählte. Die Mutter war noch ganz und gar von den vielen Stunden an der Kasse erfüllt.

Und ich bin wie 'ne feine Dame in 'ner feinen Wohnung zum Tee eingeladen gewesen!

Was Nele erlebt hatte, war ganz anders, es paßte nicht zu diesem Arbeitsbericht.

«Mutti ...» fing sie an und wußte nicht weiter. Natürlich ahnte die Mutter überhaupt nichts von Neles Freitagen mit Wolfgang.

«Na, was hast *du* heute gemacht?» fragte sie, und Nele antwortete: «Nichts Besonderes.»

Der kurze Heimweg reichte nicht aus, um zu erzählen, was Nele heute auf der Couch passiert war, und oben bei Mathias wäre es vorbei mit der Vertrautheit. Nele hatte schon zu viel von Wolfgang verheimlicht. Das Geheimnis war zu mächtig geworden. Wenn man jemanden gern hatte, tat man alles für ihn, man bewahrte auch Geheimnisse. Wie gern hätte Nele mit der Mutter über Liebe gesprochen, besonders über die heiklen Dinge. Aber sie brachte es nicht fertig.

Bald darauf war es zu spät für Geständnisse, sie kamen vor der Haustür an. Im Treppenflur erfuhr Nele nebenbei von der heutigen Jahresversammlung im Sportverein.

«Mathias und ich gehen hin, es gibt 'ne kleine Feier», sagte Frau Winter, sie lachte. «Dann werd ich endlich mal den netten Wolfgang Klemke wiedersehen!»

Plötzlich war Wolfgang doch im Gespräch, schon sein Name berührte Nele, machte ihr Gesicht heiß, ließ sie vor Aufregung zittern. Das Geheimnis lag dunkel, bedrohlich zwischen ihr und der Mutter. Aber wie üblich fielen Neles Befangenheit, ihre Sprachlosigkeit gar nicht auf. Frau Winter freute sich auf den bevorstehenden Abend, während Nele tausend Fragen durch den Kopf schwirrten, die alle mit Wolfgang zusammenhingen. Vielleicht plauderte er in lustiger Stimmung bei der Feier aus, daß eine kleine Zwölfjährige ihn anhimmelte und daß sie Nele hieß. Sie paßte doch gar nicht zu ihm, er gehörte viel mehr zur Mutter oder zu Mathias.

Heute, in seiner Wohnung, war ihr seine Zuneigung schrecklich fremd vorgekommen. Aber sie verstand natürlich nichts von Liebe. Sie konnte ihm nur vertrauen.

Bis um acht paukte Nele Englisch, Mathe und Geographie so gründlich, daß alle Wolfgang-Gedanken von binomischen Formeln und unregelmäßigen Verben verdrängt wurden. Plötzlich klingelte das Telefon.

«Bist du immer noch versessen auf Arbeit?» fragte Sabine. «Oder besuchst du auch noch mal 'ne Freundin? Ich muß Babysitter spielen, meine Eltern sind ins Kino gegangen. Spielst du mit?»

Das brauchte Sabine nicht zweimal zu fragen.

Winters kehrten spät in der Nacht vom Fest zurück. Am nächsten Morgen am Kaffeetisch herrschte die immer gleiche öde Stimmung. Über Wolfgang und Nele kam nichts Schlimmes zur Sprache. Die Mutter schwärmte aber von seiner Höflichkeit.

«Er hat uns eingeladen», sagte sie zu Nele, «und du sollst auch mitkommen. Ein freundlicher Mensch!»

Mit Mutter und Mathias zu Wolfgang? Was für eine merkwürdige Idee von ihm. Sie gefiel Nele gar nicht!

Wolfgang mischte sich jeden Tag in der Schule, nachmittags beim Einkaufen und während der Schularbeiten in Neles Gedanken und Gefühle, anfangs fremd und beängstigend mit seinen Wünschen, die sie am Freitag hatte erfüllen müssen, nach und nach aber wieder als Wolfgang, der freundliche, großzügige Mann, der beteuerte: «Ich hab dich wirklich gern!»

Neles Zerstreutheit blieb nicht unbemerkt. Die Lehrer kannten sie still und verschlossen, aber unaufmerksam war sie bisher nie gewesen.

Am Donnerstag in der großen Pause aalte sie sich auf dem Fensterbrett im Schulflur und träumte von Sonnenwärme und Lärchenzweigen, als Frau Fischer heranschlenderte, neben ihr stehenblieb und sie mit einem ‹Na?› begrüßte.

Sicher war ihr aufgefallen, daß Nele die letzten Geschichtsstunden lustlos über sich hatte ergehen lassen. Sie machte ihr jedoch keine Vorwürfe wie Frau Paulsen, die schon mit Strafarbeiten gedroht hatte, sondern sagte nur: «Die Orchidee blüht jeden Tag schöner!»

Scheiße! dachte Nele, grad bei ihr will ich mitmachen, und sie konnte doch ihr Verhalten jetzt nicht erklären. Sollte sie Fischer etwa vorlügen, daß sie sich bei der Französischen Revolution zum Einschlafen langweilte?

Die Lehrerin lehnte sich gegen die Wand und genoß mit Nele zusammen den Ausblick in den Mai.

Sie hat es leicht, dachte Nele, sie weiß alles und kann alles und verdient 'ne Menge Geld.

«Du hast wohl dein Frühstück zu Hause vergessen», sagte Fischer, zog aus ihrer Jackentasche zwei Tüten, öffnete sie und hielt sie Nele hin. Ein Stück Butterkuchen, ein Riegel Schokolade, ein Kohlrabi, eine Frikadelle.

«Lang zu, such dir das Beste aus!»

Die Frikadelle! Fischer ermunterte sie: «Nun nimm sie schon!» Die ganze Frikadelle, und kein einziger Vorwurf!

Es läutete. Nele biß in das würzige Fleisch, rutschte von der Fensterbank und begleitete ihre Lehrerin durch den Flur.

Ob Fischer mit ihrem Freund auch solche Freitage auf der Couch erlebte? Wie verhielt sie sich wohl, wenn er ihre Hand festhielte und mit ihr machte, was Wolfgang mit Nele gemacht hatte? Vor der Klassentür nickte Fischer ihr zu, sie mußte jetzt Geschichte in der Zehnten geben und lief zum Treppenaufgang, setzte mit einem Sprung über die ersten drei Stufen und nahm gleich noch einmal drei.

Je mehr Helligkeit der Frühling verbreitete, desto mehr verblaßte im Zimmer die Tapete ‹Mathias Winter›, rückten die häßlichen Möbel in den Hintergrund und machten den Raum frei für Neles Wünsche und Träume. Draußen hatte Nele verschiedene Plätze gern: den Weg am Bahndamm, wo sommers die Heckenrosen blühten und Nele sich im Herbst Hagebutten pflückte; die Kanalbrücke, die von der Stadtplanung noch unberührt ihre Risse und Brüche zeigte. Dort machte Nele manchmal halt, um nachzuschauen, ob der Kahn, halb verrottet und voller Gerümpel, schon untergegangen war oder noch ein Stück aus dem Wasser ragte. Den Marktplatz vor dem Stadttheater liebte Nele besonders an Sonntagen, wenn die Leute dort mit alten Sachen handelten.

In der Woche, als Wolfgang im Ausland war, hatte Nele die Idee, der Lärchenweg könnte vielleicht auch zu ihren Plätzen gehören. Sie fuhr mit dem Rad am gleichen Tag zur gleichen Stunde wie vor zwei Wochen in den Park, zuerst zum Ufer hinunter und etwa drei Kilometer einmal rund um den See.

Nur wenige Spaziergänger waren unterwegs.

Nele drehte noch eine Runde, danach stieg sie vom Rad, lehnte es gegen eine Bank, schloß es fest und ging zu Fuß weiter auf der Suche nach der Freitagsstimmung vor vierzehn Tagen. Von der Seeseite führten viele Wege in den Park, einige breite mit Hinweisschildern für Wanderungen, andere, eher unscheinbare, die Spaziergänger zufällig entdeckten. Einer von diesen war der Lärchenweg. Nele konnte sich nicht entscheiden, stand da und überlegte, welchen sie nehmen sollte, die kleinen Pfade erschienen ihr alle schön. Neulich hatte Wolfgang ihr den Weg gezeigt. Wenn sie den falschen wählte, lief sie vielleicht in die Irre.

Dummes Zeug! Sie kannte sich doch draußen im Freien aus, war dort vertraut. Hier hatte sie ihre eigene Wahl, wohin sie auch ging, hier gab es keine Wände.

Kurzentschlossen lief sie den Abhang hoch und nahm den schönsten Pfad, in den die Sonne hineinschien. Es war nicht der Lärchenweg, aber dennoch nicht der falsche. Nele fand ihre Stimmung auch zwischen den Buchen wieder, anders als neulich mit Wolfgang. Für sich allein spürte sie eindringlicher den Duft des Waldbodens und den Wind, der ihre Haut streichelte.

Sie suchte den Lärchenweg nicht mehr, sondern folgte diesem anderen Weg und fühlte sich wohl. Wenn sie mit Wolfgang mal wieder hier war, würde sie ihm auch was Herrliches zeigen können.

Am Donnerstag ging Fischer mit einem Stapel Hefte von Tisch zu Tisch und teilte die korrigierten Geschichtsarbeiten aus. Als sie Neles Arbeit zurückgab, grinste sie ihr zu. «Eine gute Zwei! Mach weiter so!»

Einen Tag später meldete sich Wolfgang aus England zurück. Er rief kurz nach zwei an, Nele war eben zur Tür hereingekommen.

«Wie hast du es zwei Wochen ohne mich ausgehalten?»

«Och», sagte Nele, «ganz gut!»

«Ich hoffe, du hast wenigstens manchmal an mich gedacht!»

«Doch», erwiderte Nele schüchtern.

«Und willst mich heute um vier wiedersehen?»

«... ja.»

«Ich hab nämlich eine Überraschung für dich!»

Er hatte auf seiner Reise an sie gedacht und ihr sogar was mitgebracht! Er wollte ihr eine Freude machen, hatte sie gern!

«Rate!» befahl er.

«Ich weiß nicht ... vielleicht Fotos von London?»

«Kalt.»

«Vielleicht 'n Mini-Big-Ben?»

«Aber nein! Kein Souvenir!»

«Vielleicht ... ach, ich kann's nicht raten!»

«Rate!»

«Vielleicht ... 'ne Punk-Platte!»

«'ne Punk-Platte?» fragte er perplex. «Wie kommst du denn darauf?»

«Wegen England.»

«Magst du Punk?»

«Manchmal. Meine Freundin hat Platten aus England.»

«Ich merke schon, du rätst es nicht», stellte Wolfgang fest. «Du mußt kommen und dir die Überraschung abholen.»

«Heute?»

«Heute um vier!»

Der Teetisch war nicht vorbereitet, Wolfgang hatte auch keinen Kuchen gebacken.

Er war frühmorgens auf dem Flughafen gelandet und hatte sich nach der Reise lange ausgeruht.

Sie könnten in der Küche gemeinsam einen Imbiß zubereiten, schlug er vor.

Das Geschenk lag im Gewürzbord zwischen der Zimt- und der Currydose.

«Nur 'ne Kleinigkeit», sagte Wolfgang und drückte Nele ein Päckchen in die Hand. Gespannt schaute er zu, wie sie das rote Seidenband aufknüpfte und aus der Goldfolie ein Kästchen ‹Chanel No. 5› wickelte.

Französisches Parfum, so etwas Kostbares gönnte er ihr!

«Aufmachen!» ermunterte er sie.

Als sie das Fläschchen in der Hand hielt, legte er seinen Arm um ihre Schultern.

«Und nun die Duftprobe!»

Sie zog den Stöpsel heraus, und er beugte sich, seine Wange an ihrer, mit ihr zusammen über die Öffnung.

«Süß und zart! Hab ich das Richtige ausgesucht?»

In der Schule, in den höheren Klassen, kauften sich einige Mädchen Kosmetika und Marken-Parfum. Aber Nele hatte ein französisches von einem Mann geschenkt bekommen!

«Probier's aus!»

«Noch nicht», sagte sie verwirrt, verschloß das Fläschchen und trug es schnell in den Flur zu ihren Sachen.

Wolfgang folgte ihr mit dem Geschirr.

«Der Teller mit den Broten fehlt noch!» rief er ihr zu.

Ach nein! dachte Nele, mir fehlt nichts!

Im Wohnzimmer besetzte Wolfgang die Hälfte der Couch, er lehnte sich entspannt in die Polster, legte seine Füße auf den Hocker.

«Hierher!» sagte er, als sie zum Sessel strebte. Sie überließ ihm aber gern die ganze Bequemlichkeit, noch immer voller

Freude über das Geschenk. Am liebsten hätte sie es wieder aus ihrer Tasche geholt und auf den Tisch gestellt, wo es zwischen dem feinen Geschirr richtig zur Geltung käme.

«Allein auf der Couch ist es langweilig! Komm her, Prinzessin!»

Allein auf der Couch ... Eigentlich war sie gar keine Prinzessin, schon gar nicht auf der Couch.

«Zier dich nicht so!» sagte Wolfgang.

Da lenkte Nele ab: «Du hast Mutti und Mathias eingeladen.»

Wolfgang griff nach dem Zigarettenpäckchen. «Ja, ich habe sie auf dem Vereinsfest getroffen. Deine Mutter ist eine tüchtige Frau.»

«Aber unser Geheimnis?»

«Das wird noch viel spannender! Stell dir vor, sie kommen und haben keine Ahnung, daß wir uns schon getroffen haben!»

«Und dann sagen wir es ihnen?»

«Du lieber Himmel, nein! Willst du etwa alles verderben?!»

Er rauchte ein paar Züge.

«Laß uns anfangen», sagte er, «ich hab Hunger!»

Nele kam sich vor wie die Mutter mit Mathias, als sie Wolfgang mit Tee versorgte und ihm die Brote anbot.

«Die Welt ist so öde geworden. Da werden wir uns doch von den Eltern unsere Geheimnisse nicht wegnehmen lassen», sagte er, drückte die Zigarette im Aschenbecher aus und nahm sich ein Brot.

«Verstehst du dich nicht mit deinen Eltern?» fragte Nele.

«Meine Mutter schwimmt im Geld», sagte Wolfgang, «aber von Abenteuern hat sie keine Ahnung.»

Nele kannte keine Leute, die im Geld schwammen. Sie

glaubte jedoch, daß die Mutter gegen Abenteuer nichts einzuwenden hätte. An der Kasse im Supermarkt erlebte sie nur leider keine und zu Hause mit Mathias auch nicht.

«Unser Abenteuer geht niemand was an, außer uns», sagte Wolfgang. Er lächelte Nele zu und bat sie, wenigstens einmal das Parfum auf ihrer Haut zum Duften zu bringen.

Diesen Wunsch mochte Nele ihm nicht abschlagen, und sie holte das Päckchen.

Dabei vergaß sie, daß Wolfgang den Duft an ihr natürlich riechen wollte und daß dies von weitem gar nicht möglich war.

«Kätzchen», sagte er, «ich tu dir doch nicht weh! Zier dich nicht so!»

Küssen, ja, Streicheln, ja. Aber die Finger mit den rissigen Nägeln, die sich durch die Jeans in ihre Haut gruben, taten ihr doch weh.

«Empfindlich, wie die Prinzessin auf der Erbse!» sagte Wolfgang lachend. «Ich merk schon, du hast noch viel zu lernen.»

Er schob seine Hände zwischen ihre Beine, durch ihre Jeans hindurch fühlte Nele ihre Haut gepreßt, seine Finger fuhren an ihren Schenkeln hoch, rieben heftig, berührten nicht ihre Gefühle, faßten Nele nur an.

«Du machst es einem schwer», sagte er, stand auf und ging hinaus. Sie hatte sich nicht gerührt und ihn doch unzufrieden gemacht.

Verschüchtert zog sie sich in den Sessel zurück. Gegenüber auf dem Tisch stand der eckige Flakon noch geöffnet vor Wolfgangs Platz. Einige Tropfen von der teuren Flüssigkeit fehlten.

Nele schnüffelte an den Fingerstellen, in die das Duftwasser eingezogen war. In den Warenhäusern wurden Hunderte von Sorten angeboten. Ich hätt mir 'n anderes Parfum ausgesucht, dachte Nele.

Als sie Wolfgang durch den Flur zurückkommen hörte, holte sie das Fläschchen flink zu sich herüber und verschloß es mit dem Stöpsel.

Von der leichten Verstimmung war Wolfgang nichts mehr anzumerken. «Wie wär's mit 'ner Partie Billard?» fragte er. «Ich kenn 'ne gemütliche Kneipe, mit einem Billardraum.»

«Das hab ich noch nie gespielt», sagte Nele.

Da lächelte er ihr zu. «Einmal muß man anfangen!»

Die Kneipe hieß *Endrunde*. Vor dem Eingang parkten Motorräder, schwere und leichte Maschinen in glänzenden Verkleidungen.

«Dies Modell werden wir uns kaufen und damit in die Sonne fahren», sagte Wolfgang und zeigte Nele eine BMW 500 in schwarz.

Manche haben Geld, um sich alles zu kaufen, dachte sie und hörte Wolfgang von Fünfhunderter- und Zweihundertfünfziger-Enduro-Maschinen reden, während sie die Treppe hinaufgingen und den Kneipenraum betraten. Männer und wenige Frauen saßen um die Theke und an den Tischen.

«Hallo, Axel!» begrüßte Wolfgang den Wirt. «Für mich ein Helles! Und was willst du trinken?» fragte er Nele.

«Kein Bier!» antwortete sie prompt, wußte aber nicht, was sonst, war viel zu sehr damit beschäftigt, die neue Umgebung in sich aufzunehmen.

«Dann also 'ne Limo», bestellte Wolfgang und ließ sich noch Münzen fürs Billard geben.

«Komm!» Er reichte Nele ein Glas mit Orangensprudel und steuerte mit seinem Bier voran zu den hinteren Räumen.

An einigen Tischen standen Spieler, die mit langen Stöcken bunte Kugeln über die grüne Filzfläche stießen, um sie in die Löcher zu befördern. Nele staunte, wie sie ihre Körper reckten, sich weit über die Platte beugten, eine Kugel fixierten, und sie an der richtigen Stelle trafen.

Ein Profi in Lederhose, Jeanshemd, Cowboy-Stiefeln und mit wilder Fransenfrisur wandte sich nach einem gelungenen Treffer um, erblickte Nele und strahlte sie an.

«Hierher!» sagte Wolfgang. «Wir nehmen diesen Tisch!»

Er hielt Nele den kleineren von zwei Stöcken hin und ordnete die Kugeln gegenüber dem Startpunkt zu einem Dreieck.

«Ich werde alles falsch machen», meinte Nele, fuchtelte mit dem unhandlichen Stiel dahin und dorthin, unsicher, wohin.

«Paß auf!» befahl Wolfgang, nahm sie in den Arm, dirigierte sie an den Startplatz des Tisches, führte ihr vor, wie sie den Stock mit der rechten Hand über die linke führen mußte, und überließ ihr den ersten Stoß, der die Kugeln verteilte.

«Gut!» lobte der mit der Lederhose, den sie Günter riefen. Er erntete einen abweisenden Blick von Wolfgang, aber Nele freute sich über den Beifall. Sie hatte ungeschickt gespielt, doch wenigstens die Kugel nicht verfehlt.

Ihr nächster Schuß ging am Ziel vorbei.

«Noch mal!» sagte Wolfgang. «Fürs erste üben wir nur!»

«Langweilig!» meinte Günter. «Laß sie doch ein richtiges Spiel machen! Dabei lernt sie ebensoviel!»

«Misch du dich nicht ein!» fuhr Wolfgang ihn an.

«Ruhig, ruhig!» Günter hob die Hände und wich zurück. «Nur keine Aufregung!»

Er hat es doch nicht böse gemeint! dachte Nele und schielte zum Nebentisch, wo Günters Partner eben die schwarze Kugel anzielte.

«So!» sagte Wolfgang mit Nachdruck. «Achte mal darauf,

wie ich die Hand aufstütze!» Er kickte nacheinander drei Kugeln in die Löcher, grinste ihr zu und forderte sie auf: «Nun zeig du, was du kannst!»

«Ja, zeig's ihm!» rief Günter von drüben.

Nie im Leben bring ich eine Kugel ins Ziel! Nele faßte ihren Stock und legte ihn zwischen die Knöchel von Zeige- und Mittelfinger, wie sie es bei Wolfgang gesehen hatte! Mit einem Schwung stieß sie ihn gegen die rote Kugel, die wie ein Blitz ins Eckloch schoß.

«Hurra!» schrie Günter, da feuerte Nele die blaue Kugel gleich hinterher. Beim drittenmal blieb das Glück jedoch aus.

«Nicht so heftig! Du mußt dich besser konzentrieren!» tadelte Wolfgang und löste sie ab. Er führte seinen Stock mit ruhiger Hand ins Feld, faßte eine Kugel ins Auge, berechnete ihre Geschwindigkeit, Entfernung und den Winkel, in dem sie das Ziel sicher erreichen würde. Dann stieß er zu und siegte mit einer, zwei, drei, vier Kugeln, zuletzt mit der schwarzen.

Nele mußte einsehen, daß sie viel schlechter spielte, aber Günter rief bei Wolfgang nicht ‹Hurra›.

Eine Münze nach der anderen verschwand im Billardtisch. Als Wolfgang die letzte in den Schlitz steckte, hatten sich die Spieler von den Nebentischen längst in den Schankraum zurückgezogen.

«Du machst Fortschritte!» lobte Wolfgang, umarmte Nele und spielte mit seinen Fingern in ihren Haaren.

«Wie gefällt es dir?»

«Fast so gut wie Schach!»

«Du spielst *Schach*???»

«Nur ein bißchen», versicherte Nele.

«Dann such dir lieber einen anderen Gegner als mich», sagte Wolfgang.

«Ich hab schon Sabine.»

«Deine Freundin?»

«Meine beste.»

«Der man alle Geheimnisse anvertraut?»

«Nicht alle», sagte Nele.

«Nicht das Geheimnis von deinem besten Freund!»

«Das nicht!»

«Ich verlaß mich auf dich!» sagte Wolfgang.

Das letzte Spiel gewann Wolfgang. Nele kannte zwar die Regeln, aber Wolfgang kannte die Tricks.

Nele und Sabine bewahrten das Geheimnis ihrer Freundschaft in den Schlangenringen, die sie niemals ablegten. Wenn sie gefragt wurden, woher der schöne Schmuck stammte, antworteten sie: «Das ist ein Geheimnis!»

Nele fühlte ihren Ring gern am Finger, und wenn sie allein war, dachte sie dabei an Sabine, so wie jetzt auf dem Rückweg von der Billardkneipe zu Mathias' Wohnung.

Seitdem sie sich mit Wolfgang traf, vernachlässigte sie Sabine. Sollte sie ihr etwa erzählen: «Ich spiel mit Wolfgang in 'ner Kneipe Billard?» Die Freundin würde ihr kein Wort glauben.

Bei einem Griff in ihre Jackentasche fühlte sie Wolfgangs Geschenk. Sie holte es heraus und warf die Verpackung in den nächsten Papierkorb.

Mathias saß am Küchentisch und las die Abendzeitung.

«Eine schöne Bescherung», sagte er zur Begrüßung. «Nicht geputzt, nicht abgewaschen, und unsere Schuhe hast du auch nicht abgeholt!» Nele hatte völlig vergessen, daß sie heute zum Schuster gehen sollte. Der Reparaturschein lag noch auf dem Tisch.

«Morgen früh darf Mutti also wieder in ihren alten Schuhen

zur Arbeit laufen», sagte Mathias anzüglich. Nele schaute auf die Uhr. Zu spät!

Mathias blieb ruhig hinter seiner Zeitung verborgen sitzen, nur die braunen Hosenbeine und die Filzpantoffeln guckten ein Stück unter dem Tisch hervor. Wie häßlich er war! Er kaufte seiner Frau kein Chanel No. 5 und ging nicht mal ihre Schuhe abholen, wenn Nele es vergaß.

Als nach einer Weile Mathias' dunkles Haar und seine braunen Augen über dem Zeitungsrand zum Vorschein kamen, fühlte Nele nach der Flasche in ihrer Jackentasche. Solche Leute wie du hocken in ihrer öden Küche herum! dachte sie. Andere spielen Billard! «Ich hatte heute was Besseres vor!» sagte sie.

«Aha», sagte Mathias, «auch noch frech werden!»

Im Zimmer öffnete Nele das obere Schrankfach und versteckte ihr Parfum tief unter den Stapel Taschentücher, die Tante Elli ihr zu allen möglichen Gelegenheiten schickte und die sie nie brauchte. Ihr fiel ein, daß sie morgen früh aufstehen, erst zum Schuster und anschließend zum Supermarkt rennen könnte. Mutti würde die Schuhe wechseln und hätte mit den alten, kaputten keinen Ärger bei der Arbeit. Auch das Abwaschen und Putzen könnte Nele morgen erledigen.

Mit diesem Vorsatz machte sie sich an die Schularbeiten, paukte zuerst Mathe und Deutsch, übertrug Geschichte aus der Kladde ins Hausarbeitsheft und las ein paar Seiten im Geschichtsbuch. Das Revolutionstribunal hatte nicht nur den französischen König und viele seiner Anhänger zum Tode verurteilt und köpfen lassen, sondern schließlich auch die eigenen Mitkämpfer umgebracht. Nele lernte, daß es den armen Leuten in Frankreich in all den Revolutionsjahren immer nur schlecht ergangen war. Am Ende bekamen sie Napoleon, der sich zum Kaiser erhob. Ihn köpften sie nicht.

Die Mutter war nach Hause gekommen und betrat Neles Zimmer. Sie war gar nicht böse wegen der Schuhe und meinte, Nele sollte an ihrem freien Sonnabend ausschlafen, der Schuster hätte bis mittags geöffnet. Da zeigte Nele ihr den Kaiser Napoleon in Farbe auf Glanzpapier.

«Nicht besonders schön», meinte Frau Winter.

«Aber er hat 'n Kaiser aus sich gemacht.»

«Von der Sorte gibt's 'ne ganze Menge», sagte die Mutter und lachte.

«Mathias?»

«Aber Kind! Nein, ich meine meinen Chef, Herrn Borstelmann!»

«Der ist doch kein Kaiser!»

«Gerade der! Du hast ihn bestimmt schon mal in seinen Glaskasten raufsteigen sehen. Von dem aus kann er den ganzen Laden überblicken, angeblich, um Diebe zu beobachten. Aber er beobachtet auch die Packer und uns Kassiererinnen unten an den Kassen.»

«Wie 'n Feldherr seine Armee!»

«Ja, und abends kommt er runter und steckt das Geld ein.»

Wolfgang lud die Winters mit Nele zum Sonntagnachmittag zu sich ein.

«Einen so netten Menschen wie Wolfgang hab ich schon lange nicht mehr kennengelernt.»

«Fängt das *wieder* an», schimpfte Mathias. «Er ist auch nicht mehr als 'n Kumpel aus'm Sportverein.»

Und noch was anderes, das ihr nicht wißt! dachte Nele.

«Ich versteh übrigens nicht, warum er 'n Kind einlädt.»

«Er mag eben Kinder», sagte die Mutter.

«Sie wird sich langweilen.»

Damit hatte Mathias unrecht. Nele war tagelang vor dem Besuch aufgeregt gewesen wie noch nie.

Kurz vor vier drückte Frau Winter auf den Messingknopf unter W. Klemke. «So ein Namensschild sollten wir uns auch anschaffen!»

Mathias brummte.

Da ging die Tür auf. Wolfgang stand vor ihnen, in Anzug und Krawatte. Er schüttelte der Mutter die Hand, danach Mathias und ließ sie eintreten. Sie merkten nicht, daß Wolfgang Neles Hand länger mit seiner umschloß und daß er Nele einen heimlichen Blick schenkte.

Neles Herz klopfte. Wie schwer fiel es ihr doch, jetzt die Tochter zu sein, die mit Mutter und Stiefvater einen Kaffeebesuch bei einem Bekannten machte, während sie in Wirklichkeit Wolfgangs Prinzessin war.

«Fühlt euch wie zu Hause», sagte Wolfgang, und Mathias fing mit ihm ein Gespräch über den Sportverein an.

Frau Winter rief Nele in die Küche und zeigte ihr Wolfgangs Küchengeräte. «Typisch Junggeselle! Er läßt Maschinen für sich arbeiten!»

«Und 'ne Putzfrau», sagte Nele.

«Glaubst du?»

«Frag ihn doch!»

«Still», mahnte die Mutter, «benimm dich!»

Nele sollte beim Tischdecken helfen.

Die Kaffeegesellschaft saß steif um den Tisch herum, Neles Mutter auf dem Sofa neben Wolfgang, Mathias und Nele auf Sesseln. Alles ist falsch! dachte Nele, als Mathias ihr ein Stück Kirschtorte auf den Teller legte und über den ‹Riesenappetit seiner kleinen Stieftochter› scherzte. Aber noch unangenehmer war es, daß die Mutter über Mathias' dummen Scherz lachte.

Wolfgang verstellte sich ebenso. Er nannte Nele ‹Manuela› und ließ sich von Frau Winter aufklären, daß ihre Tochter Lene hieß und sich als Kleinkind selbst Nele genannt hätte. Bei der Namensverdrehung sei es dann geblieben.

Wolfgang flegelte sich auch nicht auf der Couch wie bei Neles Besuchen, sondern nahm brav neben der Mutter Haltung an, saß aufrecht mit ordentlich aneinandergelegten Beinen.

Mathias brachte das Gespräch auf Wolfgangs Einrichtung, besonders auf die technischen Geräte: Fernseher, Video-Recorder, Heimcomputer. Daten wurden ausgetauscht, Vergleiche angestellt, bis Wolfgang sagte: «Nehmen wir doch Rücksicht auf die Damen. Heute ist kein Herrenabend!»

Er lächelte der Mutter, lächelte Nele zu, war ein ganz anderer Wolfgang als sonst. Oder war dies der richtige? Nele versuchte sich vorzustellen, daß er mit der Hand zur Mutter hinlangte, ihr den Arm um den Hals legte und mit den Fingern zur Brust hinunterfuhr. Unvorstellbar!

Nun redeten sie über Wolfgangs Junggesellenwirtschaft. «Wie lebt es sich denn so unverheiratet?» fragte die Mutter neugierig. «Fehlt dir nicht manchmal eine Frau?»

«Seh ich so aus? An guten Freunden habe ich keinen Mangel!»

«Und an guten Freun*dinnen*?» fragte Mathias hinterhältig.

«Das ist meine Sache!» erwiderte Wolfgang frech. «Du erzählst mir ja auch nichts von deinen heimlichen Liebschaften!»

«Nun ist aber Schluß!» fuhr die Mutter ärgerlich dazwischen. «Was soll Nele von uns denken!»

Nele dachte nichts. Sie kam sich vor wie im Theater.

«Vielleicht ist sie selbst schon verliebt», lachte Wolfgang. «Manchmal wissen Eltern nicht, was ihre Töchter treiben.»

Nele wurde rot. Das war gemein von ihm!

«Du kannst erst mitreden, wenn du selbst 'ne Tochter hast», sagte Mathias.

«Hast du denn eine?» kam es zurück.

Frau Winter gefiel die Unterhaltung nicht. «Wenn hier jemand 'ne Tochter hat, bin ich es!»

Die Tochter ihrer Mutter wollte Nele gern sein. «Wenn hier jemand 'ne Mutter hat, bin ich es», sagte sie.

Alle lachten.

«Langt zu!» forderte Wolfgang seine Gäste auf. «Ich habe zwar keine Tochter, aber ich habe Kuchen!»

«Und mit 'ner gutbezahlten Stellung ein sorgenfreies Leben», vermutete Frau Winter.

«Das ist nicht das Wichtigste!»

«Nee», sagte Frau Winter, «nicht für den, der reichlich Geld hat.»

Wolfgang schlug vor, sie sollten sich erfreulicheren Dingen zuwenden. «Wie wär's mit einem Video-Film?»

Nach dem Besuch bei Wolfgang meinte Frau Winter: «Er kann sich mit seinem Geld alles erlauben, aber ich glaub, er ist einsam ... ohne Frau ... ohne Kinder.»

«Kümmer *du* dich doch um ihn!» sagte Mathias.

«Ich glaub, deine Mutter hat mich gern», sagte Wolfgang am Telefon.

«Mathias ärgert sich darüber», berichtete Nele.

«Laß ihn doch!»

Und ob Nele ihn ließ! Er sollte es nur merken, daß andere Leute beliebter waren als er.

«Ich hab gestern mit deiner Mutter gesprochen.»

«Über mich?»

«Sie ist damit einverstanden, daß du für mich Besorgungen machst. Natürlich gegen Bezahlung. Du weißt ja, ich hab wenig Zeit für Einkäufe!»

«Ich mach es umsonst», sagte Nele.

«Niemand arbeitet unentgeltlich, und du kannst sicher zum Taschengeld ein paar Mark extra gebrauchen.»

Nun wußte die Mutter also, daß Nele zu Wolfgang ging, aber sie wußte nicht alles.

«Der Schlüssel liegt unter der Fußmatte», sagte er. «Du fährst am Freitag gleich nach der Schule zu mir nach Hause. Die Einkaufsliste findest du in der Küche. Wenn ich von der Arbeit komme, machen wir einen Ausflug ins Grüne.»

Mit dem tollen Auto über Bauerndörfer, in den Wald oder in die Heide? Wie schön!

Er wollte also doch nicht immer nur in seinem Zimmer auf der Couch mit ihr zusammen sein, sondern so wie ganz am Anfang draußen im Freien, auf dem Lärchenweg und am See.

An diesem Freitag wurde Nele nicht als Besucherin von Wolfgang empfangen, sie öffnete selbst mit dem Schlüssel seine Wohnungstür.

Er vertraute ihr, überließ ihr seine Wohnung mit den hellen Zimmern, zu denen alle Türen offenstanden. Es war ein wundervolles Gefühl, hineinzugehen und willkommen zu sein.

Im Unterschied zu Winters Einkaufszettel war Wolfgangs Liste mit Anrede geschrieben: «Liebe Nele ...», und sie sollte feine Sachen besorgen: französisches Brot, französischen Käse, den teuersten Schinken, eine Flasche Orangensaft, Erdbeeren, Schlagsahne, Kuchen ... «für unser Picknick».

Ein Fünfziger, zwei Zwanziger und ein Zehner lagen neben

der Liste. Das war viel Geld für diese Waren. Wolfgang hatte es nicht nötig zu rechnen.

Der Einkauf dauerte lange. Nele mußte sich erst in den Läden der Gegend zurechtfinden. Aber als sie mit gefüllten Taschen zurückkehrte, war Wolfgang noch nicht zu Hause. Sie brachte die Sachen in die Küche, schrieb eine ordentliche Abrechnung und legte Kassenzettel und restliches Geld auf den Tisch. Dann wartete sie, zuerst in der Küche, danach im Wohnzimmer, und weil ihr die Zeit lang wurde, lugte sie auch in den Raum, wo Wolfgang schlief.

Sein Bett war so breit, daß drei, vier Leute darin übernachten konnten. Es gab Musik im Zimmer, ein Radio, kombiniert mit Kassettenrecorder. Darüber, an der Wand, hingen Drucke, Postkarten, Fotografien.

Neugierig schlüpfte Nele durch die Tür, stieg übers Bett und hockte sich vor die Bilder, die mit Nadeln in die Tapete gespießt waren. Es waren Porträts von Mädchen, Mädchen wie Nele, blonde, dunkelhaarige. Aufnahmen im Zimmer oder draußen am Strand, wo die Modelle in Jeans, Mini-Röcken, Shorties, Bikinis und auch unbekleidet abgebildet waren.

Einige Aufnahmen waren wohl in Foto-Studios hergestellt worden. Die Mädchen wirkten zurechtgemacht und waren in aufreizenden Stellungen festgehalten. Es gab aber auch weniger kunstvolle Fotos in der Ausstellung. Diese stammten zweifellos von Wolfgang. Um das Schwarzweißfoto ganz oben rechts in einer dunklen Ecke genauer zu betrachten, mußte Nele sich auf die Zehenspitzen stellen. Das nicht! dachte sie, aber es war zweifellos der Lärchenweg, wo ein Teeny mit Kraushaar und großen dunklen Augen, in Leinenhose und T-Shirt gegen einen Baum gelehnt stand und in die Kamera lächelte.

Freundinnen von Wolfgang? Eine ganze Sammlung? Und

sie, Nele, gehörte auch dazu und hing vielleicht bald an der Tapete?

Schlüsselgeräusche im Flur schreckten sie auf. Sie setzte übers Bett, erreichte mit wenigen Sprüngen die Küche und verkroch sich am Fenster, auf dem Hocker am Tisch.

Wolfgang drückte die Küchentür auf. «Hallo! Ein Mensch in meiner einsamen Höhle!»

Wenn er wirklich so viele Freundinnen hatte, war er gar nicht einsam!

«Ich geh schnell duschen und mich umziehen. Gedulde dich noch ein paar Minuten!» bat er und zog sich zurück in den Flur, ins Schlafzimmer.

Jetzt begrüßt er seine Sammlung! dachte Nele.

Sie saß still auf ihrem Platz, hörte bloße Füße ins Bad tappen, gleich danach rauschte die Dusche.

In ihrer Vorstellung spulte sich ein Film ab, in dem Wolfgangs Freundinnen für ihn einkauften, mit ihm ins Grüne fuhren, ins Café gingen, ins Kino und ins Schwimmbad.

Ob er so viele wirklich gern haben konnte?

Der Film spielte auch im Wohnzimmer auf der Couch. In diese Szene hinein platzte Wolfgang. Er tauchte in der Küche auf, mit feuchten Haaren, nackt bis auf ein Handtuch, das er sich um die Hüften geschlungen hatte. Sie sah ihn auf sich zukommen, sah, wie sich das Tuch unter seinen Bewegungen lockerte, verschob und schließlich, ohne daß er zugriff und festhielt, zu Boden rutschte.

«Hast du noch nie 'n nackten Mann gesehen?» scherzte er, als sie auf dem Hocker vor ihm zurückwich, so weit es ging.

«Doch», erwiderte sie schnell, «Mathias!»

Warum hob er das Handtuch nicht auf?

«Komm, faß mich jetzt an!» forderte er. «So was tust du doch gern für mich?!»

Nele atmete nicht,
rührte sich nicht,
Holzfigur,
Marmorstatue,
die dem Befehl nicht folgen konnte,
nicht folgen wollte,
die nicht hören wollte.

«Spiel bloß nicht den Unschuldsengel!»

Er stand jetzt so dicht vor ihr, daß sie nicht mehr ausweichen konnte.

«Ich schenk dir alles, was du willst», sagte er, griff nach ihrer Hand und legte sie über sein Glied. «Aber du mußt auch was für mich tun!»

Nein, sie konnte nichts tun. Wenn er sie gern hatte, mußte er doch merken, daß sie es nicht konnte.

Angstvoll wartete Nele darauf, daß der Augenblick vorüberginge.

Wolfgang ließ ihre Hand los. «Nächstes Mal machst du's ohne meine Hilfe.»

Er strich ihr übers Haar. «In Liebe brauchst du Nachhilfeunterricht», sagte er freundlich. «Komm, wir fahren jetzt ins Grüne!»

Auf dem Weg zum Wagen trottete Nele wie ein Automat hinter Wolfgang her. Beim Näherkommen sah sie ihr Gesicht bleich und verzerrt im Fensterglas der Frontscheibe auftauchen.

Wolfgang drehte den Autoschlüssel im Schloß und öffnete für Nele die Tür auf der Beifahrerseite. «Na?» fragte er mit seiner freundlichen Stimme. «*So* schlimm war's doch gar nicht, oder?!»

Er hat mich gar nicht gern, dachte sie.

Unterwegs kündigte er ihr an, daß er sie heute in ein Naturschutzgebiet entführen und ihr den schönsten Wald zeigen würde.

Nach einer Stunde Fahrt erreichten sie ihr Ausflugsziel, eine grüne Landschaft voller Sonnenwärme und frischer Luft. Die Wege, auf denen sie kreuz und quer durch den Wald wanderten, waren gepflegt und überall mit Hinweisschildern versehen:

> Hier rauchen nur Brandstifter!
> Haltet den Wald rein,
> die Natur wird euch dankbar sein!

Andere Schilder informierten über seltene Baumarten.

«Wir gehen auf den Lehrpfaden», sagte Wolfgang. Sie machten vor jedem Schild halt, und er erklärte Nele die Inschriften.

«Nun wollen wir doch mal sehen, ob du alles verstanden hast!» sagte er nach einer Weile und stellte ihr Prüfungsfragen.

Er hat mich nie gern gehabt.

Nele war eine schlechte Schülerin in Baumkunde, aber Wolfgang gab sich viel Mühe mit ihr und fing mit dem Unterricht wieder von vorn an. «Mein Mädchen muß noch viel lernen!»

Auf ihr Picknick im Wald mußten sie verzichten, weil sie den Proviantkorb in der Wohnung vergessen hatten.

«Enttäuscht?» fragte Wolfgang. Nele schüttelte den Kopf. Sie wollte sich nicht mehr mit ihm irgendwo niederlassen, um zu picknicken.

Als Wolfgang sie nach dem Ausflug in der Nähe von Mathias' Wohnung absetzte, sagte er: «Nächste Woche erwarte ich Gäste. Du mußt mir wieder beim Einkaufen helfen! ...

Hej!» Er reckte sich über den Beifahrersitz und versuchte, durch die geöffnete Wagentür zu ihr hinauszuschauen. Nele zog sich zwei Schritte zurück.

«Hej! Hast du gehört?!»

«Ja!» schrie sie und vergrößerte den Abstand.

Seine beiden Worte «Bis Freitag!» klangen nur noch schwach hinter ihr her. Um so deutlicher vernahm sie den Knall, mit dem die Tür zuschlug.

Winters Wohnung war noch verlassen. Mathias und die Mutter würden erst später nach Hause kommen. Aber Nele konnte heute die Ruhe nicht für ihre Schularbeiten nutzen. Sie wollte nichts fühlen, nichts denken und bewegte sich in den Räumen wie in einer großen Leere. Im Zimmer, am Fenster, vor dem Tisch mit ihrem blauen Tuch verharrte sie lange Zeit still und steif, starrte nach draußen oder auf die braune Tapete und ließ ihre Blicke mechanisch an den Schriftzeichen MATHIAS WINTER hinauf- und hinuntergleiten.

Auf der rechten Tischhälfte stand das Schachbrett. Beim Anblick der Figuren, die Nele in Reih und Glied geordnet hatte, mußte sie plötzlich an ihren Traum denken, in dem die Figuren Ballett getanzt hatten, und sie als weiße Dame mit ihnen. Aber Schach war gar kein Tanz, sondern der Kampf des einen Königs gegen den anderen, und wenn es der weißen Dame auch gelungen war, den schwarzen König mattzusetzen, so diente sie damit doch nur dem weißen König.

«Soll ich mit deiner Mutter sprechen?» fragte Frau Fischer am Telefon.

«Sie kommt spät von der Arbeit», antwortete Nele, «ich weiß schon, es ist wegen der Fünf!»

«Und wegen der Versetzung! Warum tust du nichts mehr für die Schule?»

...

«Wollen wir uns treffen und drüber reden?»

...

«In Geschichte brauchst du keine schlechten Noten zu schreiben, die vorletzte Arbeit war doch gut.»

«Ich weiß!»

«Besuch mich mal», sagte Frau Fischer.

Sabine rief auch an, war aber nicht so freundlich.

«Ich scheiß auf deine Freundschaft!»

«Hast du Liebeskummer?» fragte Nele.

«Nee! Du hast schon wieder unsere Verabredung vergessen! Oder willst du mir vielleicht vorlügen, daß du krank bist?»

«Ich will dir nichts vorlügen!» sagte Nele erschrocken.

«Oder mußt du andauernd Schularbeiten machen?»

«Ja», sagte Nele, «ich müßte, aber ich tu's nicht.»

«Ich hab 'ne ganze Stunde mit Erdbeertorte auf dich gewartet!»

...

«Du kommst nicht mehr zum Flöten! Du kommst nicht mehr zum Schach!»

...

«Willst du mich loswerden?»

«Nein!» rief Nele. «Bestimmt nicht!»

«Aber warum läßt du mich sitzen?»

«Nicht mit Absicht!» beteuerte Nele.

«Wenn du Schluß machen willst, schick mir den Schlangenring zurück», sagte Sabine und brach das Gespräch ab.

Freitagnachmittag klingelte das Telefon in der Zeit von fünf bis halb sechs viermal, aber Nele nahm den Hörer nicht ab.

Montag wollte Nele endlich wieder mit Sabine Flöte spielen. Gegen fünf packte sie ihre Sachen dazu ein und lief durch den Flur zur Wohnungstür. Da läutete das Telefon.

Wollte Sabine absagen?

«Endlich habe ich dich erwischt!»

Nun war es doch passiert.

«Meine Gäste und ich wären Freitag fast verhungert!» sagte er vorwurfsvoll.

Streng: «Warum hast du nicht eingekauft?!»

...

Sanfter: «Ich erwarte dich heute um sechs!»

...

Drängend: «Hast du verstanden?!!!»

...

Nachdrücklich: «Um *sechs*!»

«Ich kann heute nicht», sagte Nele ängstlich.

«So?!» kam es kurz und scharf zurück. «Aber Freitag wirst du hoffentlich kommen können! Ich werde wieder Besuch haben. Deine Mutter hat mir zugesagt, daß du meine Einkäufe erledigst. Hast du nicht reichlich Geld dafür kassiert?»

Sie wollte ja gern für ihn einkaufen, nur das *andere* wollte sie nicht!

«Meine Gäste sind wichtige Geschäftsleute», erklärte Wolfgang, «wenn ich sie schlecht bewirte, schadet es meiner Stellung!»

Keinesfalls sollte er durch sie einen Schaden erleiden!

«Ich mach Freitag die Besorgungen», sagte Nele.

«Na also, ich wußte doch, daß ich mich auf dich verlassen kann!»

Sabines Augen strahlten, als sie Nele die Tür öffnete. «Komm rein, komm rein!»

Ihre Geschwister hängten sich sofort an Neles Hosenbeine

und zogen sie in die Wohnung. Nele war schon lange nicht mehr hier gewesen. Die beiden durften noch Zimtschnecken mit den Freundinnen zusammen essen, bevor sie aus dem Zimmer verbannt wurden.

«Doofe Flötentanten!» schrien sie im Duett auf dem Flur. «Doofe Flötentanten!»

Sabine spielte ‹Engels Nachtegaeltje› ohne einen einzigen Fehler. «Endlich ist wieder alles beim alten!» sagte sie zufrieden.

Aber Nele spielte schlecht. «Vielleicht hab ich kein Gefühl für Musik», sagte sie verzagt.

«Das glaubst du doch selbst nicht!» widersprach Sabine. «Dir fehlt bloß Übung! Also fang noch mal von vorn an!»

Beim zweiten und dritten Versuch spielte Nele ihre Melodie schon viel klangvoller.

Nach einer Stunde hatte Sabine keine Lust mehr. Sie könnten Freitag weiterflöten, jetzt müßte sie Nele unbedingt von aufregenden Erlebnissen berichten.

«Einverstanden», sagte Nele, «Freitag, am späten Nachmittag!»

Der Schlüssel lag in seinem Versteck unter der Fußmatte vor Wolfgangs Tür. Nele war diesmal sehr zeitig gekommen. Sie wollte die Besorgungen schnell erledigen und gleich danach wieder weggehen.

Die Einkaufsliste enthielt eine lange Reihe von Aufträgen. Deshalb schnappte Nele sich sogleich Zettel und Geld, hetzte die Treppen hinunter, die Straßen entlang und von einem Laden zum nächsten. Sie schleppte Tüten und Taschen mit Obst, Gemüse, Dosen, Flaschen. Aber sie konnte nicht alles auf einmal tragen, brachte den ersten Teil der Lebensmittel hinauf in die Wohnung und stürmte sofort wieder los, um den Rest einzukaufen.

Die Uhr an der Bushaltestelle zeigte 14 Uhr 48. Bis Viertel nach drei muß ich es schaffen! nahm Nele sich vor. Um diese Zeit arbeitet er noch im Büro.

In der Schlachterei war Hochbetrieb. Die Kunden kauften ihre Sonntagsbraten. Im hinteren Teil des Ladens verzehrten einige Leute an Stehtischen kleine Mahlzeiten, die der Schlachter von 12 bis 15 Uhr anbot. Ungeduldig wartete Nele darauf, bedient zu werden. Wollten die beiden Frauen vor ihr vielleicht den ganzen Fleischvorrat mitnehmen? Der Schlachter hob eben sein Messer, um in das riesige Stück Schweinefleisch hineinzuschneiden, da berührte jemand Neles Schulter. «Hallo!» sagte eine Männerstimme. Nele erkannte den wilden Haarschnitt und die Motorradkluft sofort wieder.

Günter bestellte sich eine Portion Bratkartoffeln mit Speck. «Gib mir deinen Zettel», forderte er Nele auf, «und laß dich mit mir zusammen bedienen. Dann brauchst du nicht länger zu warten.»

Erleichtert blickte Nele ihn an und reichte ihm ihre Liste.

Im Nu hatte die Verkäuferin Neles Bestellungen abgewogen und eingepackt.

«Jetzt brauchst du nur noch zu bezahlen», sagte er und zog sich mit seinem Essen an einen Tisch zurück.

Bevor Nele mit ihrem Päckchen den Laden verließ, bedankte sie sich bei Günter.

Er grinste und antwortete mit vollem Mund: «Ein Billardspieler hilft dem anderen, ist doch klar!»

Es war genau 15 Uhr 13, als Nele auf dem Rückweg die Zeit kontrollierte. Froh setzte sie zum Endspurt an. Der heutige Nachmittag würde ihr und Sabine gehören!

Vor der Wohnungstür stellte sie die Einkaufstaschen ab

und kramte nach dem Schlüssel. Mit einem Griff zog sie ihn zwischen den Kaffee- und Teepaketen heraus, kam hoch und sah, wie die Tür langsam aufschwang und Wolfgang vor ihr auftauchte.

«Meine Freundin läßt mich nicht im Stich!»

Er bückte sich nach der Tasche, und Nele machte eine Kehrtwende zur Treppe.

«Ich hab alles besorgt», rief sie.

«Und die Abrechnung?»

«Ach ja, natürlich!» Sie holte Kassenzettel, Geldscheine, Markstücke, Groschen, alles bis auf den letzten Pfennig aus ihrer Jackentasche, ging zurück und hielt es Wolfgang hin.

«Eine schöne Abrechnung!» spottete er. «Komm in die Küche, damit wir die Waren mit den Ausgaben vergleichen.» Und als sie zögerte: «Vielleicht fehlen ein paar Scheine?!»

Es dauerte lange, bis sie alle Preise auf den Waren mit den Zahlen auf den Kassenbons verglichen hatten. Am Ende stellte sich heraus, daß die Abrechnung stimmte.

«Kann ich jetzt gehen?» fragte Nele.

«Warte!»

Sie sah Wolfgangs Hände, die sich gegen das Braun der Brieftasche auffällig bleich abhoben, seine Finger mit den ungepflegten Nägeln, die aus den Fächern Geldscheine herauszogen und sie der Größe nach zu Häufchen stapelten.

Wie Mutter an der Kasse, dachte Nele. Aber Wolfgang mußte das Geld nicht abliefern, es war seines.

Er schaute Nele bedeutungsvoll an, dann hob er vom Zwanziger-Stapel zwei Scheine und vom Zehner-Stapel einen Schein ab.

«Du weißt, wie sehr ich dich mag», sagte er. «Andere würden sich gern auf die leichte Art bei mir Geld verdienen. Aber ich möchte, daß du es bekommst!»

Bloß raus hier, mit oder ohne Geld! dachte Nele und nahm die Scheine von Wolfgang entgegen.

Sie war schon halb durch die Tür entwischt, als er sie noch einmal aufhielt: «Moment!»

Er schob seinen Stuhl zurück und kam langsam auf sie zu, schick gekleidet in einem weißen Baumwollhemd mit breiten blauen Streifen zur weißen Jeans. «Du mußt zugeben, daß ich großzügig bin.»

Nele nickte. Gewiß, er war nicht geizig wie Mathias.

«Und du nimmst alles von mir und willst mir nichts geben?»

Sie wollte ihm schon etwas geben, doch woher sollte sie solchen Reichtum nehmen, wie er ihn besaß?

«Na? Willst du nicht doch hierbleiben?» fragte er.

Sie schüttelte den Kopf.

«Läßt dich bedienen wie 'ne Prinzessin und willst mir *nichts* geben?»

Ich muß ihm etwas geben, damit er mich weggehen läßt!

«Nun komm schon!» sagte er in sanftem Ton. «Du weißt doch längst, was ich mir wünsche!»

Nele zuckte zurück, tastete mit zitternden Händen in ihrer Jackentasche nach den Geldscheinen, riß sie heraus und hielt sie Wolfgang hin.

Er entfernte sich zwei, drei Schritte von ihr, lehnte sich gegen den Kühlschrank und stand wie ein Zinnsoldat, stumm. Als er sich nach einer Weile immer noch nicht rührte, legte Nele das Geld auf den Kühlschrank und sah ihm ängstlich ins Gesicht.

«Ja, lauf nur los!»

Sie erreichte den Flur, ohne daß er sie gehindert hätte, drehte sich noch einmal um und versicherte: «Ich komm gern wieder zum Einkaufen!»

«Darauf verzichte ich! Verschwinde! Mach, daß du rauskommst!»

Sie hatte die Türschwelle schon überschritten, als sie ihn hinter sich herlaufen hörte. Er packte sie am Handgelenk und zog sie zurück in den Flur.

«Du hältst deinen Mund und vergißt alles, was passiert ist!» zischte er. «Verstanden!»

«Ja!» versprach Nele. «Ich werd keinem Menschen was sagen und nie mehr daran denken!»

Die Straße war eine große, staubige Wohnung, wo Fahrzeuge gegen Vogelstimmen lärmten und Bäume am Rande der Fahrbahn verkümmerten. Hier brauchte Nele niemanden um Aufnahme zu bitten. Sie konnte sich weit von Wolfgang entfernen, nichts mehr fühlen und vielleicht vergessen, was ihr geschehen war.

Die Uhr vor der Post zählte die Stunden weiter, während Nele sich treiben ließ und auch die Verabredung mit Sabine verbummelte.

Kurz vor Geschäftsschluß wurde sie jedoch aus ihrer Versunkenheit herausgerissen. Sie hatte nicht auf den Weg geachtet, und stand nun zwischen Kästen und Töpfen voller Grünpflanzen und Blumen.

‹Maria Meineke, Floristin›, hatte heute ihr neues Blumengeschäft eröffnet. Im Schaufenster und auf dem Gehweg vor dem Laden waren die schönsten Blumensträuße ausgestellt, und Nele fand sich wie in einem Garten inmitten von Farben und Blütenduft. Da mußte sie die Augen aufmachen, schauen und riechen. Eine Kundin trug eben einen Armvoll dunkelroter Rosen aus dem Laden.

«Der Sommer steht vor der Tür!» rief sie Nele zu. «Du

solltest deiner Mutter Blumen mitbringen! Sie wird sich freuen!»

«Wieviel darf der Strauß denn kosten?» fragte die Blumenhändlerin.

«Ich möchte Rosen von derselben Sorte, die Sie eben verkauft haben», sagte Nele und legte alles, was von ihrem Taschengeld noch übrig war, auf den Ladentisch.

Sieben blühende Rosen veränderten nicht Mathias' häßliche Wohnung, aber sie würden der Mutter Freude bereiten und solche Freude machte Nele manchmal Mut.

Frau Fischer sorgte dafür, daß Nele ihren kleinen Mut behalten konnte. Nach der Geschichtsstunde am Montag trafen sie sich in der großen Pause auf dem Schulhof. Die Lehrerin lehnte an der Mauer vor der Turnhalle, ließ sich die Sonne ins Gesicht scheinen und zog ihr Frühstücksbrot aus der Jackentasche.

Gleich droht sie mir 'ne Vier fürs nächste Zeugnis an! dachte Nele. Aber Fischer interessierte sich jetzt nicht für Noten. «Gehst du heute mittag mit mir einen Cappucino trinken?» fragte sie Nele.

Verblüfft stimmte Nele sofort zu. Niemand in der ganzen Schule würde eine solche Einladung ablehnen!

«Gut», sagte Fischer, «bis später! Der graue VW auf dem Parkplatz ist meiner!»

«Sie hätte mich auch einladen können», sagte Sabine neidisch zu Nele, als sie sich nach der sechsten Stunde vor der Schule verabschiedeten.

«Mach dir nichts draus», tröstete Nele die Freundin. «Bestimmt macht sie mir nur Vorwürfe wegen meiner miesen Leistungen!»

Fischers Auto donnerte durch die Straßen.

«Der Auspuff muß repariert werden», sagte die Lehrerin zu Nele, gab Gas und überholte den Schnellbus an der Haltestelle vor dem Stadttheater. Danach bog sie rechts ab zum Sportzentrum, ein Stück weiter die Straße hinunter folgten Kneipen, eine Imbißbude, ein Restaurant.

Wo gibt's hier Cappucino? fragte sich Nele ahnungsvoll. Sie suchte mit ihren Blicken die Straße ab und sah schon von weitem das Reklameschild ‹Café Lessing›.

Frau Fischer steuerte in der Nähe des Eingangs einen Parkplatz an. «Gleich lernst du ein sehr gemütliches Café kennen!»

O nein! dachte Nele.

Natürlich hatte sie die stilvolle Eingangstür nicht vergessen. Sie erkannte sogar das Blumenmuster in allen Einzelheiten wieder, auch den Teppich, die Marmortische und Polstersessel. Und sie hatte die unheimliche Vorstellung, daß Wolfgang sich mit ihnen im Raum befände.

Sie wartete mit ängstlicher Spannung darauf, daß Fischer denselben Tisch auswählen würde, an dem sie damals mit ihm gesessen hatte.

«Meistens sitz ich am Fenster mit Aussicht in den Garten», sagte Frau Fischer zu Neles großer Erleichterung.

«Fensterplätze mag ich auch am liebsten!»

«Träumst du?» fragte Fischer, als Nele unverwandt zu den Rosenbeeten hinausstarrte.

«Ja.»

«Du träumst viel in letzter Zeit!»

«Ja.»

Es war ja gar nicht Wolfgang, sondern Frau Fischer, die ihr gegenübersaß. Und sie tranken auch nicht Kaffee und Cola, sondern Cappucino.

«Möchtest du vom Kuchen probieren?»

«Nein», sagte Nele und beobachtete Fischers Finger, die leicht über den gewellten Rand der Porzellantasse glitten. Doch andere Hände, Männerhände mit rissigen Nägeln schoben sich ins Bild.

Nele wollte ihre Gedanken von Wolfgang ablenken und fragte einfach drauflos:

«Tragen Sie niemals Schmuck?»

«Doch, manchmal», sagte Fischer, «wenn er mir etwas bedeutet. Dein Schlangenring ist auch so ein Schmuck von dieser besonderen Sorte, stimmt's?»

«Wie erkennen Sie das Besondere?»

«In diesem Fall ganz leicht. Sabine trägt den gleichen Ring!»

«Wollen Sie versuchen, ob er Ihnen paßt?» fragte Nele.

Fischer lachte. «Vielleicht am kleinen Finger?»

Aber der Reif ließ sich mühelos über ihren Ringfinger schieben.

«Sie haben schöne Hände für Schlangenringe», sagte Nele. Sie merkte, daß es ihr gegen Wolfgang half, wenn sie mit Fischer redete. Die Unterhaltung sollte nur immer so weitergehen!

«Kennst du das Spiel vom wandernden Ringlein?» fragte Fischer.

Nele nickte. «Als ich noch klein war und wir mit meinem Vater zusammen lebten, hab ich es oft mit meiner Mutter gespielt. Sie hat mir auch Märchen von Zauberringen erzählt.»

«Das Mädchen kriegt einen Prinzen, und sie leben glücklich bis an ihr seliges Ende», sagte Fischer. «Stell dir vor, du drehst den Ring, und plötzlich sitzt der Froschkönig mit uns am Tisch!»

«Nein!» protestierte Nele. «Er ist und bleibt 'n Frosch. Die Prinzessin hat es gewußt!»

«Meinst du, sie hat ihn nicht mit in ihr Schlafzimmer genommen?»

Nach einer Pause sagte Nele: «Sie mußte wohl ihrem Vater gehorchen. Aber sie hat sich gewehrt und den Frosch gegen die Wand geschmissen!»

«Der arme Kerl!»

«Früher hat er mir immer leid getan», sagte Nele.

Fischer trank ihre Tasse leer. «Was hatte er auch in ihrem Schlafzimmer zu suchen? Noch einen Cappucino?»

«Ich kann die Preise hier nicht bezahlen», sagte Nele.

«Nächstes Mal trinken wir Schokolade mit Sahne für zwei Mark fünfzig in der *Flimmerkiste*», meinte Fischer. «Wenn wir zur richtigen Zeit hingehen, gibt's dazu einen Chaplin-Film!»

«Dann müssen wir aber Sabine mitnehmen, sonst platzt sie vor Neid!»

Sabine rief gegen Abend an und störte Nele, die eben die fünfte Seite aus ihrer Kladde sauber und ordentlich ins Geschichtsheft übertrug.

«Hat sie dir Vorhaltungen gemacht?»

«Wir haben Cappucino getrunken», sagte Nele, «und über den Froschkönig geredet.»

«So eine nennt sich Geschichtslehrerin!» rief Sabine. «Und was noch?»

«Nichts!»

«Dann hab ich nichts versäumt!» stellte Sabine befriedigt fest. «Spielen wir heute Schach?»

«Ich muß für Geschichte üben», sagte Nele. «Aber morgen komm ich nach der Schule mit zu dir.»

«Abgemacht! Ich hab nämlich 'ne Neuigkeit für dich!»

«Andere haben auch Neuigkeiten», sagte Nele. «Fischer will sich noch mal mit mir treffen. Wir gehen in die *Flimmerkiste*, und du sollst mitkommen!»

Als die Mutter von der Arbeit nach Hause kam, wiederholte Nele den englischen Übungstext ‹A visit to London› zum drittenmal Satz für Satz aus dem Gedächtnis. Morgen würde sie in der Englischarbeit sicher eine Zwei schreiben.

«Ich seh dich nur noch bei den Schularbeiten», sagte Frau Winter. «Komm in die Küche, du mußt doch essen!»

Nele schlug das Englischbuch zu. «Laß mich nur, ich hab keinen Hunger!»

«Du schläfst auch zu wenig, geh heute etwas früher ins Bett!»

Seit Tagen verbrachte Nele die Zeit bis zum Einbruch der Dunkelheit und noch Stunden danach am Tisch vor ihren Büchern und Heften. Am liebsten wäre sie bis zum nächsten Morgen sitzengeblieben. Sie fürchtete sich vor dem Traum, den sie in den vergangenen Nächten immer wieder geträumt hatte.

Im Traum war sie nach einer langen Wanderung durch eine helle, warme Landschaft erschöpft und müde an einem Haus angelangt. Die Eingangstür stand offen. Kaum war sie eingetreten, fiel mit einem heftigen Schlag die Tür hinter ihr ins Schloß. Erschrocken wandte sie sich zurück und sah sich gefangen in einem Raum, der an allen Seiten von weißgekalkten Mauern umgeben war. Er war ganz und gar leer und nur durch eine hohe, schmale Öffnung mit einem weiteren Raum verbunden. Aber auch dort gab es keine Fenster und wieder nur einen Durchgang zu einem dritten Raum.

Sie lief von Raum zu Raum, weiter und weiter, und immer fand sie eine Öffnung, durch die sie hindurchgehen, aber niemals eine, durch die sie hinausgelangen konnte.

Für die Schule gab es nichts mehr zu tun. Nele stellte ihre Bücher zwischen die Buchstützen, zwei aus Zedernholz geschnitzte Figuren, Mann und Frau, mit Büchern in den Händen. Nele liebte die zwei altmodischen Teile, die von ihrer Großmutter stammten. Zwischen den Schulbüchern stand auch ihr Tagebuch. Nele nahm es heraus, schlug es auf und schrieb

27. Juni

mit blauer Tinte schwungvoll in die obere rechte Ecke und weiter:

> Eine Traumgeschichte
>
> Wir haben Sommer. Ich bin den ganzen Tag draußen herumgelaufen und geh jetzt ins Haus zurück, obwohl es so warm ist, daß ich im Freien übernachten könnte. Im Haus wohnt aber niemand mehr. Sie sind ausgezogen und haben alle Möbel mitgenommen. Ich finde im ganzen Haus nur leere und kalte Zimmer. Es ist unheimlich still, und ich will wieder rauslaufen. Aber ich finde den Ausgang nicht mehr.

Nele las ihre Geschichte noch einmal durch und merkte, daß sie den Traum beim Aufschreiben verändert hatte. Sie war jedoch zu müde, um sich Gedanken darüber zu machen.

«Ich hab eine Überraschung für dich!» flüsterte Sabine, als sie Nele die Tür öffnete.

«Eine neue Bluse!» tippte Nele. Auch die Silberringe waren

neu, die Sabine von den Ohrläppchen bis fast auf die Schultern hingen.

«Falsch!» sagte Sabine. «Du rätst es nicht!»

«Deine Geschwister sind verschwunden!»

«Sie sind mit meiner Mutter weggefahren. Die Wohnung gehört uns!»

«Fein, dann stört uns niemand beim Flöten!»

«Du wirst dich wundern!» sagte Sabine. Sie ging Nele voran in ihr Zimmer und präsentierte ihr die Überraschung: Niels und Felix aus der Neun A. Beide trugen schwarze Lederhosen und helle T-Shirts. Sie aalten sich in Sabines Sitzkissen.

Felix nickte Nele zu, Niels begrüßte sie, indem er seine Bierdose einmal kurz in ihre Richtung schwenkte und danach das Getränk mit einem langen Zug in sich hineinschlürfte.

Ich verschwinde! dachte Nele. Aber Sabine hatte schon zwei Korbstühle nebeneinandergerückt.

«Setz dich!» sagte sie und wählte selbst ihren Platz gegenüber von Niels.

«Eine Vorstellung kann ich mir wohl sparen», sagte sie. «Man kennt sich aus der Schule!»

Niels tastete nach rechts zum Kassettenrecorder und drückte den Einschaltknopf.

«Cola!» sagte Sabine und gab Nele ein Glas. Aus den Musik-Boxen dröhnten Trommelrhythmen.

«Niels liebt afrikanische Musik!»

Und Sabine liebt Niels! vermutete Nele. Hat sie Felix und mich als Zuschauer eingeladen?

«Er hat 'ne Menge Platten», sagte Sabine. «Ein paar von den Stücken hat er für mich auf Kassetten überspielt!»

Sie wandte sich an Felix. «Hörst du auch solche Musik?»

«Nee.»

«New Wave?»

«Nee.»

Das Leder der schwarzen Hose knirschte, als Felix seine Beine hochzog und sich gegen die Wand zurücklehnte.

Niels bewegte seinen Oberkörper im Takt der Musik und trommelte mit seinen Fingern auf der Bierdose.

Was soll ich hier? dachte Nele. Soll ich mich etwa für diesen Heinzi begeistern?

«Felix hat 'n Video-Recorder», sagte Sabine.

«Und 'n Regal voller Filme», fügte Niels hinzu. Er nahm die Kassette heraus, um die Rückseite einzulegen.

Sabine wechselte zu den Jungen hinüber. Sie ließ sich so dicht neben Niels in die Kissen fallen, daß er ihr seinen Arm um die Schultern legen mußte, und begann mit ihm ein Gespräch über seine Musik.

Ich kann das nicht! dachte Nele. Ich kann hier nicht einfach einsteigen und mitmachen! Hatte Sabine sich als Überraschung etwa Felix für sie ausgedacht?

Die beiden Verliebten schmusten miteinander.

Auch das noch!

Nele erhob sich, schlenderte zum Fenster und schaute auf den Balkon hinaus. In den Blumenkästen grünten Petersilie, Schnittlauch und Pfefferminze.

Draußen wäre sie wie auf einer kleinen, ruhigen Insel.

Im Zimmer verlief alles unverändert. Niels und Sabine knutschten, Felix hatte sich in Comics vertieft.

Als Nele an ihnen vorbei in den Flur verschwand, hörte sie Sabines Stimme: «Im Kühlschrank steht noch 'ne Flasche, eisgekühlt!»

Abends, am Telefon, fragte Sabine, warum Nele plötzlich verschwunden sei. Sie bedauerte, daß sie den Falschen für Nele ausgesucht hätte. «Er ist wohl nicht dein Typ?!»

Könnte ich ihr nur von Wolfgang erzählen, dachte Nele, dann würde sie mich bestimmt verstehen!

An Freitagen passierte es ihr, daß sie nachmittags in den Flur hinaushorchte, ob das Telefon klingelte, und manchmal hörte sie es schrillen. Dann sagte sie laut den Satz, den sie sich fest eingeprägt hatte: «Ich will nichts mehr mit dir zu tun haben!» sprang auf und lief zum Apparat. Aber wenn sie den Hörer abnahm, merkte sie, daß sie sich den Anruf nur eingebildet hatte.

«Ich versteh gar nichts mehr!» sagte Sabine verwundert, als Nele sich zum drittenmal weigerte, mit ihr ins Schwimmbad zu gehen. Heute behauptete sie, sie könnte ihr Badezeug nicht finden. Sabine argwöhnte, daß Nele Felix und Niels im Schwimmbad nicht begegnen wollte.

«Kann sein», erwiderte Nele. Daraufhin bohrte Sabine nicht weiter nach.

Neles mündliche Leistungen im Unterricht blieben mangelhaft. In den schriftlichen Arbeiten dagegen glänzte sie jetzt oft durch Zweien und Einsen. Nur einmal, im deutschen Aufsatz zum Thema ‹Familienfeier› schrieb sie eine Fünf.

Das Haus ohne Ausgang tauchte seltener und nicht immer mit weißen Räumen in Neles Träumen auf, sondern abwechselnd in Grau, Blau, Grün oder Gelb. In den farbigen Räumen fühlte Nele sich weniger gefangen als in den weißen, und sie hoffte, daß es ihr in einem der Träume schließlich gelänge, nach draußen zu entkommen. Aber statt dessen hörte sie im Traum, wie jemand ‹Engels Nachtegaeltje› auf der Flöte spielte. Wieder suchte sie vergeblich nach der Tür ins Freie, und es war unheimlich, ihrer eigenen Musik von Raum zu

Raum nachzulaufen und nicht herauszufinden, wer auf ihrer Flöte spielte.

Am Sonntagmorgen, als Nele zum Frühstück in die Küche kam, traf sie die Mutter allein an.

«Ein Morgen ohne Arbeit!» schwärmte Frau Winter. «Was für ein Glück!» Sie sah Nele forschend an. «Wie blaß du bist! Setz dich hin, gleich gibt's ein Drei-Minuten-Ei!»

«Aber du willst doch nicht arbeiten!» wandte Nele ein.

«Gegen die Arbeit an der Kasse ist Eierkochen eine Erholung!»

Frau Winter freute sich, Nele ein Frühstück vorzusetzen. «So wie früher, als ich noch viel Zeit für dich hatte!»

Wie vertraut waren Nele die Handbewegungen, mit denen ihre Mutter den kleinen Topf nahm, Wasser einfüllte, das Ei hineinlegte und den Topf auf die Herdplatte stellte. Wie gern hörte sie zu, als die Mutter lustige Geschichten von den Kunden im Supermarkt erzählte, von einer Frau, die ihren Hund auf das Laufband setzte und sich weigerte, ihn wieder herunterzunehmen, weil er es angeblich liebte, Laufband zu fahren; von einem Dieb, dem es wieder gelungen war, eine kleine Flasche Rum beim Gang durch den Laden zu öffnen und leerzutrinken, ohne sich erwischen zu lassen.

«Ich kenne ihn», sagte Frau Winter, «und gönn ihm sein Frühstück.»

Inzwischen fing das Wasser an zu sprudeln. Die Mutter blieb am Herd stehen und achtete auf die Uhrzeit.

Erzähl weiter! dachte Nele. Aber die nächste Geschichte handelte von Wolfgang, der nach längerer Unterbrechung wieder regelmäßig Sport trieb.

«Du weißt ja, sein Beruf beansprucht ihn sehr», sagte Frau

Winter. «Und nun wirst du staunen! Stell dir vor, er ist befördert worden! Nächste Woche geht er nach Augsburg und übernimmt dort als Geschäftsführer eine Zweigstelle seiner Firma!» Mit einer kalten Dusche schreckte sie das Ei ab und stellte es in Neles Becher.

«Ein tüchtiger Mann, der sich durchsetzen kann!»

Die Mutter kam zu Nele an den Tisch und schenkte sich eine Tasse Kaffee ein. «Nun kannst du nicht mehr für ihn einkaufen und verlierst deine kleine Nebeneinnahme!»

Nachdem Frau Winter sich ausgemalt hatte, wie viele tausend Mark Wolfgang in Zukunft verdienen und was er sich alles anschaffen könnte, sagte sie: «Und dann wird er wohl endlich heiraten!»

Und sie leben glücklich bis an ihr seliges Ende, dachte Nele.

Aber das war nicht die Wahrheit.

«Du hast dein Ei noch gar nicht angerührt!» tadelte Frau Winter.

Sie schlug die Leinenserviette auseinander, nahm ein Stück Toast heraus und bestrich es mit Butter.

«Knusprig und warm, wie du es gern hast!»

Als sie das Brot über den Tisch reichte, malte die Sonne einen hellen Streifen über ihre Hand.

«Treffpunkt *Flimmerkiste*, um fünf vor dem Eingang», sagte Frau Fischer nach der Geschichtsstunde zu Nele und Sabine. «Werdet ihr hinfinden?»

«Klar!» versicherte Sabine. «Ich kenn mich aus.» Sie behauptete, die *Flimmerkiste* sei ein Café, wo Verliebte sich verabredeten. Niels hatte sie zum Sonntagsfrühstück dorthin eingeladen.

«Für acht Mark kannst du essen, bis dir schlecht wird!» schwärmte sie. Ihre Freundschaft mit Niels dauerte schon vier Wochen. So lange war sie noch nie in einen Jungen verliebt gewesen.

Um halb fünf klingelte Sabine bei Nele.

«Beeil dich! Wir müssen rechtzeitig ankommen und uns Plätze sichern. Heute spielen sie *‹Goldrausch›*, ich hab's im Programm gelesen. In dem Film verliebt er sich mal wieder!» Sabine verehrte Charlie Chaplin und ließ sich keine Gelegenheit entgehen, seine Filme anzusehen. Auf dem Weg zur *Flimmerkiste* erzählte sie Nele den Inhalt des Films, den sie aus dem Fernsehen kannte.

«Die Frau heißt Gloria, alle Goldgräber laufen ihr nach und kaufen ihr die tollsten Sachen!»

«Blöd!» sagte Nele.

«Blöd? Wieso blöd?» fragte Sabine empört.

«Na, weil sie ihr Sachen kaufen. Sie lieben sie nicht.»

«Also *Charlie liebt* sie!» sagte Sabine. «Er ist arm wie 'ne Kirchenmaus, trägt die schäbigsten Hosen und muß Schuhsohlen essen.»

«Und wie geht's weiter?» fragte Nele gespannt.

«Er findet 'n riesigen Goldklumpen», sagte Sabine kleinlaut.

«Und dann?»

«Sie hat ihn schon geliebt, als er noch arm war!»

«Und dann?»

«Den Schluß verrat ich dir nicht!» sagte Sabine.

Frau Fischer war schon angekommen und erwartete sie. «Wißt ihr schon, welchen Film wir heute sehen?» fragte sie.

«Goldrausch!» riefen Nele und Sabine wie aus einem Mund.

Die *Flimmerkiste*, eine ehemalige Fahrradwerkstatt, bestand aus einem Caféraum, einem Nebenzimmer für die Filmvorführungen und einem Hinterhof mit Garten, wo die Gäste an warmen Tagen im Freien sitzen konnten.

Ein Eckplatz im Garten in der Sonne wurde gerade frei. Ringsum wuchs alles wild, bunt und grün, und die Himbeersträucher hingen voller Früchte.

«Hier werden wir nicht bedient», sagte Fischer. «Deshalb ist der Cappucino billiger als in anderen Cafés.»

Sabine lief ins Haus, um für alle Getränke zu holen.

Heute ist ein schöner Tag! dachte Nele. Sie lehnte sich auf der Bank gegen die Hauswand zurück, baumelte mit den Beinen. Sie fühlte, wie ihre Haut an den Waden leicht gekratzt wurde, wenn sie Bankstellen berührte, wo das Holz abgesplittert war.

Am Nebentisch saßen eine Frau und ein Mann in zärtlicher Umarmung. Frau Fischer bemerkte Neles Seitenblick und lächelte ihr zu.

«Gehen Sie auch sonntagsmorgens zum Frühstücken hierher?»

«Manchmal», sagte Fischer. «Es gibt in der Altstadt viele gemütliche Cafés, ich such mir je nach meiner Stimmung das passende aus!»

«Welche Stimmung gehört zu Café *Lessing*?» fragte Nele.

«Vielleicht eine nachdenkliche.»

«Und was fühlen Sie hier?»

«Rate?»

Nele schaute sich um. Gerade schwankte Sabine mit einem Tablett heran, auf dem drei Becher, hochgefüllt mit Cappucino und Sahne, zitterten. Plötzlich blieb Sabine stehen, starrte sekundenlang zu den Himbeerbüschen hinüber. Das Tablett entglitt ihren Händen, und die Getränke fielen zu Boden. Sie drehte sich abrupt um und rannte zum Haus zurück.

«Bestimmt fühlen Sie jetzt, daß es hier verrückt zugeht!» sagte Nele.

Vor den Himbeerbüschen saß Niels mit Britta aus der Acht C. Er hatte eine Handvoll der roten Früchte für sie gepflückt und sie eben damit füttern wollen, da war er von Sabine mit lautem Knall bei seinem Tun unterbrochen worden.

Nele sprang auf. «Ich muß hinterherlaufen und sie trösten!»

«Und wer sammelt die Scherben auf?» fragte Frau Fischer entgeistert.

Nach einer halben Stunde kam Nele allein in den Garten zurück. Auf dem Tisch standen drei neue Becher mit Cappucino, Frau Fischer hatte sich hinter ein Buch zurückgezogen. Nele setzte sich auf die Bank, tauchte einen Finger in die Sahne und las den Buchtitel: ‹Zum Glück geht's dem Sommer entgegen›.

«Mit Zwölfjährigen haben Sie nur Ärger!» sagte Nele leise.

«Was war denn los?»

«Liebeskummer!»

«Solche Stimmungen gehören in dieses Café», meinte Frau Fischer, «und Charlie Chaplin. Der hat in seinen Filmen auch ständig Liebeskummer!»

«Aber in *‹Goldrausch›* kriegt er die Gloria!»

«Nur im Film!»

Heute geht's Sabine schlecht, und mir geht's besser! dachte Nele verwundert.

«Laß uns hineingehen, der Film fängt gleich an!» sagte Frau Fischer.

Nele erwachte aus einem tiefen, traumlosen Schlaf. Der neue Tag zog wie blaue Seide am Himmel auf. Er verlockte sie, früher als nötig aufzustehen und lange vor ihrer Mutter und Mathias das Haus zu verlassen.

Sie zog sich an, packte ihre Schultasche, schlich durch den Flur, öffnete behutsam die Wohnungstür und huschte hinaus.

Draußen wehte ein warmer Sommerwind, der Nele streichelte, ihr ins Haar blies und den dünnen Stoff ihres Kleides aufbauschte.

Sie brauchte nicht geradewegs zur Schule zu gehen, sondern konnte sich viel Zeit nehmen und sich für verschiedene Wege entscheiden. Zuerst wählte sie den Weg zu Sabine, überquerte die Straße, lief bis zur Kreuzung und bog rechts ab in die Birkenallee, wo keine Birken mehr wuchsen.

Neles Stadt schlief. Selbst die Wagen der Müllabfuhr waren noch nicht unterwegs, und bis auf einen alten Mann auf einem Fahrrad traf Nele keinen Menschen in den Straßen.

Die Häuser reihten sich mit verhangenen Fenstern steinern und stumm aneinander. Aber die Kinderwäsche, die auf Sabines Balkon im Wind flatterte, zeigte an, daß bei Hagedorns Leben herrschte.

Nele blieb eine Weile stehen und stellte sich Sabine in ihrem Zimmer vor, in die Kissen gekuschelt. Hoffentlich träumte sie schön.

Wohin jetzt?

Fischers Wohnung lag weiter entfernt, doch Nele war heute reich an Zeit. Deshalb suchte sie sich als zweiten Weg den zu ihrer besten Lehrerin aus. In Turnschuhen kam sie schnell voran, sie rannte auch mal ein Stück vor lauter Lust, die Stadt in der Frühe ganz und gar für sich zu haben.

Nach und nach belebten sich Wohnungen und Straßen, Menschen verließen ihre Häuser, um zur Arbeit zu gehen. Die schweren Fahrzeuge der Stadtreinigung polterten heran, als Nele Fischers Wohnung erreichte und sich einige Minuten lang in den Hauseingang stellte, um auszuruhen. Vielleicht saß Fischer schon in ihrer Küche beim Frühstück. Wenn Nele klingelte und hinaufginge, würde sie eingeladen.

Aber heute morgen wollte sie lieber ihren Weg weitergehen zu einem dritten Ziel, bevor sie sich in die Schule aufmachte.

Sie ging jetzt langsamer, folgte einer Frau im bunten Sommerkleid bis zum Ende der Straße, wo sie sie aus den Augen verlor. Erst an der Bushaltestelle tauchte die Frau neben zwei Männern in grauen Anzügen wie ein bunter Vogel wieder auf.

Einen Moment lang wollte Nele sich den Wartenden anschließen und mit dem Bus zur Schule fahren. Sie hatte sich müde gelaufen und fürchtete die Anstrengung des Weges, der noch vor ihr lag. Bequemer wäre es, das letzte Ziel auszulassen.

Doch das Gefühl, sie müßte weitergehen und zu Ende bringen, was sie sich vorgenommen hatte, war stärker, und sie folgte ihm, suchte instinktiv ihren Weg durch Straßen und Gassen, bis sie vor dem Mietshaus aus roten Klinkersteinen stand.

Mit klopfendem Herzen öffnete Nele die Eingangstür und tastete sich leise auf ihren Gummisohlen über den spiegelblanken Fußboden zum Treppenaufgang, wo sie innehielt und lauschte. Hinter den Wohnungstüren regte sich nichts. Langsam ging sie nach oben, zuerst zu den Geranien. Getränkt und beschnitten, ohne ein einziges welkes Blatt, schmückten sie die Fensterbank, aber ihr schwacher Duft kam nicht gegen den Bohnerwachsgeruch an.

Wolfgang wohnte noch im ersten Stock.

Sie mußte dreimal läuten, ehe er an die Tür kam.

«Was soll denn das bedeuten?!» fragte Wolfgang abweisend und ließ die Tür nur eine Handbreit offenstehen. «Ich kann dich nicht reinlassen!»

Hat er Angst? Doch nicht vor mir? dachte Nele überrascht.

«Also was willst du??!»

Nele hatte selbst große Angst. Sie fürchtete, daß sie nicht herausbringen würde, was sie sagen mußte.

Doch sie überwand sich und sah Wolfgang fest an. Sie sah, daß er ihrem Blick auswich, und plötzlich gelang ihr dieser eine Satz, der wichtig für sie war: «Ich komme nie mehr hierher», sagte sie.

Kein Mann darf ein Mädchen für seine Zwecke mißbrauchen!

Im Roman setzt Nele sich schließlich zur Wehr und läßt sich nichts mehr gefallen.

Aber ein Roman kann immer nur Beispiel sein.

In Wirklichkeit brauchen viele Mädchen, die von Männern aus der Verwandtschaft oder Bekanntschaft gedemütigt und verletzt werden, Hilfe, um sich auflehnen und befreien zu können.

Solche Hilfe finden betroffene Mädchen oder Menschen, die von betroffenen Mädchen Kenntnis haben und sie unterstützen wollen, in Deutschland bei folgenden Initiativen:

Hilfe für sexuell mißbrauchte Mädchen

Die Angebote der folgenden Einrichtungen reichen von Information/Fortbildung und Beratung/Therapie über Selbsthilfegruppen bis hin zu Wohnmöglichkeiten für Mädchen.

Es gibt zunächst eine Reihe von Institutionen, die z. T. eigene Angebote machen, z. T. auf andere in ihrem Einzugsbereich verweisen. Deren Adressen sind per Telefonbuch oder Auskunft zu ermitteln:

Mächchentreffs/-wohnheime
Kinderschutzzentren
Deutscher Kinderschutzbund
Frauenzentren/-läden
Frauenhäuser
Frauengesundheitsläden/-therapiezentren
Notrufe
Frauenberatungsstellen
Pro Familia
Arbeiterwohlfahrt
Frauengleichstellungsstellen
Frauenreferate der Hochschulen
Psychologische Beratungsstellen der Kirchen/Verbände
Jugendämter
Allgemeine soziale Dienste
Erziehungsberatungsstellen
Schulpsychologische Dienste

Daneben gibt es spezialisierte Anlaufstellen für sexuell mißbrauchte Mädchen. Eine aktuelle Anschriftenliste kann bei DONNA VITA, Fachhandel für Materialien gegen sexuellen Mißbrauch, angefordert werden:

24975 Maasbüll b. Flensburg
Ruhnmark 11
Telefon: 04634/1717

Klartext

Geschichten von hier und heute.

Anatol Feid
Im Namen des Volkes *Das Urteil steht noch aus. Jugendliche vor Gericht*
Eine Geschichte
(rotfuchs 541 / ab 14 Jahre)

Irene Rodrian
Blöd, wenn der Typ draufgeht
(rotfuchs 113 / ab 12 Jahre)
Küß mich, Knacki!
(rotfuchs 450 / ab 14 Jahre)

Heidi Hassenmüller
Gute Nacht, Zuckerpüppchen
(rotfuchs 614 / ab 14 Jahre)
Die authentische Geschichte des Mädchens Gaby, das viele Jahre hindurch vom Stief-vater mißbraucht wurde.

Marie-Thérèse Schins
Es geschah an einem Sonntag
Ein Abschied
(rotfuchs 523 / ab 12 Jahre)
Mieke kann Mutter und Vater nicht trösten, sie kann noch nicht einmal sprechen. Ihr ganzer Körper schmerzt. Alles in ihr schreit. Marcel, ihr geliebter Bruder, ist tot...

Ann Ladiges
Mach Druck, Zwiebelfisch!
Eine Gewissensfrage
(rotfuchs 596 / ab 13 Jahre)
Markus, Azubi in einer Druckerei, bewundert den Drucker Georg: der weigert sich aus Gewissensgründen, eine kriegsverherrlichende Heft-Reihe zu drucken und riskiert seinen Job.

Isolde Heyne
Funny Fanny *oder Die Angst vorm Schwarzen Mann*
(rotfuchs 499 / ab 12 Jahre)

4005/2

rororo rotfuchs

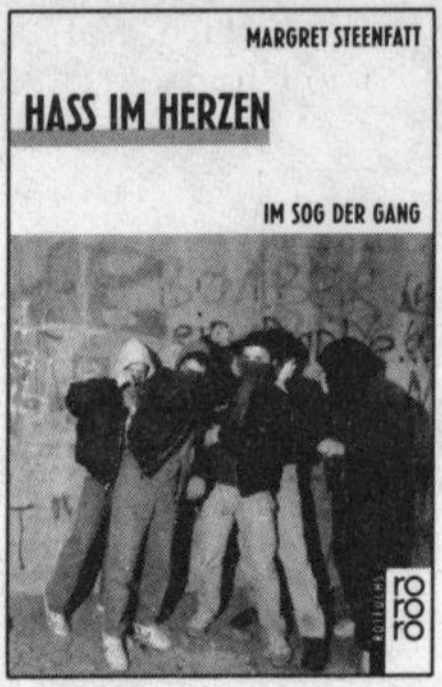

Margret Steenfatt
Nele *Ein Mädchen ist nicht zu gebrauchen*
(rotfuchs 437 / ab 13 Jahre)
«Wenn zwei sich umarmen und küssen, lieben sie sich.» Wolfgang, der Freund ihres Stiefvaters, sucht gezielt die Freundschaft von Nele. Und mißbraucht sie schließlich. Mit einer Adressenliste der Selbsthilfegruppen von Betroffenen.
Haß im Herzen *Im Sog der Gang*
(rotfuchs 648 / ab 12 Jahre)
Tono hält es nicht mehr aus: Kein Platz in der Wohnung, tödliche Langeweile in der Schule... Er sucht Abenteuer in einer Bande, die Angst und Schrecken verbreitet.

Karlhans Frank
Eigentlich habe ich ganz andere Pläne gehabt *Erzählung*
(rotfuchs 502 / ab 14 Jahre)
Anja, Hochleistungssportlerin: keine Zeit für Discos, Jungen oder Eis. Dann hat sie einen Unfall – mit Konsequenzen!

Leben leben

Geschichten, Gedichte, Wut und Hoffnung – Bücher über Themen, die uns alle angehen.

Christa Hömmen
Mal sehen, ob ihr mich vermißt
Menschen in Lebensgefahr
(rotfuchs 547 / ab 13 Jahre)
Marlene, 16, Liebeskummer, Pulsaderschnitt. Was tut mehr weh? Der Schnitt? Das Leben vorher? Wie kann man den Suizidversuch verstehen? Was kann man tun? Wo gibt es professionelle Hilfe, und was wird dort gemacht?

Frieden: Mehr als ein Wort
Gedichte und Geschichten
Herausgegeben von Hildegard Wohlgemuth
(rotfuchs 287)

Othmar Franz Lang
Wenn du verstummst, werde ich sprechen *Ein Jugendroman über amnesty international*
(rotfuchs 206 / ab 13 Jahre)

Horst Stasius
Menschenrechte – Gesetze ohne Gewähr
(rotfuchs 469 / ab 12 Jahre)
«Kinder haben das Recht auf...» – und trotzdem werden sie vernachlässigt, ausgenutzt, gedemütigt, mißhandelt und verfolgt. Hinter jeder Verletzung der Menschenrechte steht das Leiden eines Menschen. Was können wir tun?

D. Sölle / F. Steffensky
Nicht nur Ja und Amen *Von Christen im Widerstand*
(rotfuchs 324 / ab 14 Jahre)
Geschichten über Gerechtigkeit und Gnade; Gebete, Schöpfung, Glauben; Freiheit und Ewiges Leben.

rororo rotfuchs

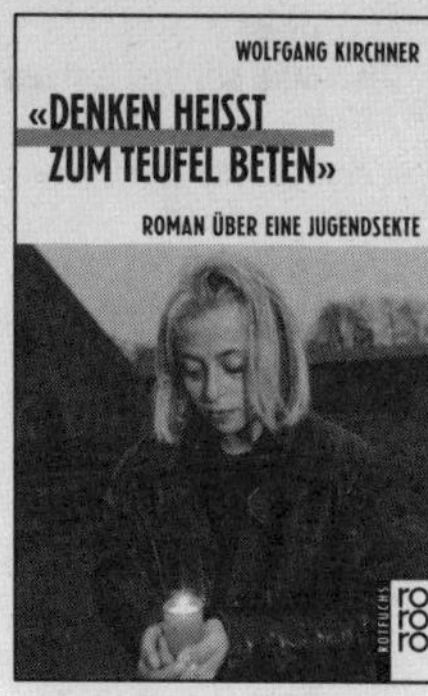

Wolfgang Kirchner
"Denken heißt zum Teufel beten"
Roman über eine Jugendsekte
(rotfuchs 631 / ab 14 Jahre)
Heidrun ist in den Bann einer Sekte geraten, die ihre Anhänger mit raffinierten Psychotechniken abhängig macht und ausbeutet. Schafft sie den Absprung?

Nina Rauprich
Leben wie andere auch *Ich wohne im Friedensdorf*
(rotfuchs 492 / ab 13 Jahre)
Als Dreijährige kam Mai-Em mit anderen im Vietnamkrieg schwer verletzten Kindern in die Bundesrepublik. Das Friedensdorf Oberhausen wurde ihr neues Zuhause.

Tagtäglich Gedichte
Herausgegeben von Joachim Fuhrmann
(rotfuchs 135 / ab 12 Jahre)
Achtzig Lyriker schreiben über ihre und unsere Gegenwart und Zukunft, Probleme und Freuden, Ängste und Visionen – eine Gedichtsammlung für Jugendliche.

4018/2

Kriminalgeschichten

Hansjörg Martin
Die Sache mit den Katzen
Ein Krimi, weil es um ein Verbrechen geht, das manche Leute nicht für ein Verbrechen halten
(rotfuchs 344 / ab 10 Jahre)

Klaus Möckel
Bennys Bluff *oder Ein unheimlicher Fall*
(rotfuchs 611 / ab 12 Jahre)
Wie Klaus Möckel, einer der bekanntesten Krimiautoren der ehemaligen DDR, diese verrückt-traurige Geschichte erzählt, «steht haushoch über manchem bemühten Kinderkrimi» (*Frederik Hetmann*).
Kasse Knacken... *Ein Kinderkrimi*
(rotfuchs 673 / ab 11 Jahre)
In seinem neuen Buch erzählt der Autor von der Freundschaft dreier Kinder aus Ost und West, die durch Zufall einer Diebesbande auf die Spur kommen. Das Mädchen Lia gerät in einen schweren Gewissenskonflikt, denn ausgerechnet ihr Bruder scheint mit der Bande zusammenzuarbeiten...

Sylvia Brandis
Español *Rätsel um einen andalusischen Hengst*
(rotfuchs 656 / ab 12 Jahre)
Woher kommt der atemberaubend schöne und kostbare Hengst Español? Weiß der skrupellose Pferdehändler Schimmer mehr als er zugibt? Jan ahnt die Zusammenhänge und weiß von dunklen Geschäften. Eine spannende und brillant geschriebene Abenteuergeschichte um ein Pferd und den schüchternen Jungen Jan Tomsen.

rororo rotfuchs

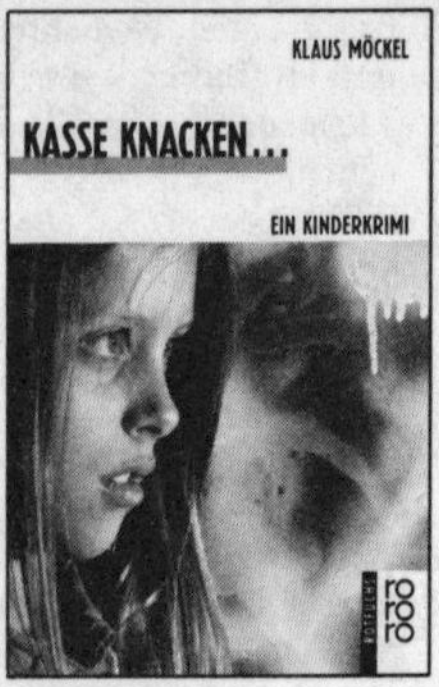

Emer O'Sullivan / Dietmar Rösler
Butler, Graf & Friends: Umwege
Ein deutsch-englischer Krimi
(rotfuchs 647 / ab 13 Jahre)
Der Fall beginnt am Flughafen, wo Kontrollinstrumente verrückt spielen, und führt zu einer Erpresserbande, die die Arbeit eines genialen Programmierers ausnutzt, der Programme für künstliche Welten erstellt...

Frauke Kühn
«... trägt Jeans und Tennisschuhe»
(rotfuchs 439 / ab 12 Jahre)
«Ein Kollege meiner Mutter erkannte mich. Ich fand das nicht weiter schlimm. Wer kommt schon auf die Idee, daß der überall herumposaunt, daß man mit mir sehr viel Spaß haben kann..»
Ein Mädchen verschwindet
Krimi
(rotfuchs 519 / ab 14 Jahre)